N: ナラティヴとケア

第11号

2020年1月

Japanese Journal of N: Narrative and Care, No.11, Jan. 2020

目 次

❖ 心の科学とナラティヴ・プラクティス

JN113087

ナラティヴは「心」をいかに映し，紡ぐのか

野村晴夫 *
* 大阪大学大学院人間科学研究科

　インタビューや日常生活における語り，ナラティヴは，心理学を含む人文社会科学領域で広く扱われながらも，それらが「心」の何を，いかに映すとみなすのかをめぐって，さまざまな立場がある。その立場によって，ナラティヴは，語り手の産物となったり，聞き手との協同的な産物となったりする。さらに，ナラティヴの何に着目するかも一様ではなく，語られた内容への着目もあれば，語りの構造や語り方への着目もある。そして，ナラティヴがいかに「心」を映すと捉えるかによって，人と人との間で，いかに「心」を紡ぐのかが変わってくる。すなわち，ナラティヴの捉え方は，ナラティヴを基点とした実践すなわちナラティヴ・プラクティスのあり方を左右する。

　しかし，こうしたナラティヴの捉え方は，個々の研究や実践によって，必ずしも明示されず，暗黙に付されていることが少なくない。そこで本特集では，ナラティヴの捉え方の哲学的・歴史的基盤を振り返った上で，ナラティヴから「心」へ接近する代表的な領域として，心理臨床，司法における証言，生涯発達の実証研究を取り上げ，それぞれを代表する論者に，自らの実践や研究を素材に，各領域におけるナラティヴに関する暗黙的な臆見の探求を依頼した。心理学を中心としつつも，広範な研究や実践について，「ナラティヴ」の語を軸に論じてもらうため，もとより多義的なこの語の定義は，各論文で少しずつ異なる。また，すべての論者が，自身の研究や実践の取り組みにおいて，常にナラティヴを主軸としているわけではな

い。だが，この試みを通じて，「心」を映し，紡ぐ上でのナラティヴの貢献，可能性と課題を，領域横断的に浮き上がらせたいと考えた。

　§1では，哲学と心理学史におけるナラティヴへの着目の意義について，論じられる。心の哲学の領域では，ナラティヴ・アプローチが，従来の心の科学をいかに拡げ，乗り越えようとしてきたか，因果法則，対話を参照しながら考察される。そして，心理学史においては，思考様式としてのナラティヴ・モードが，論理科学的モードとの対比において提起された歴史的経緯を辿る。これらの論考は，心の科学の根幹，諸学の基礎としてのナラティヴの位置づけを示している。

　§2では，ナラティヴ・プラクティスの中でも，心理臨床領域を取り上げ，ナラティヴが何をいかに映していると捉えられているかが，考察される。「ナラティヴ」と聞けば，通常，言語的な側面に目を向けやすい。しかし，臨床上は，それが生まれる前駆的な過程が重要であり，身振りや表情，声などの身体的な側面に目を向ける必要があることが説かれる。そして，ナラティヴが語り手の「心」を映していると早計することの危険性と，むしろ聴き手の「心」や社会，あるいは「心」の臨床に関して社会に流布した筋立てを映している可能性が指摘される。

　§3では，ナラティヴの捉え方が人の一生，生命をも左右する場として，司法領域における証言を取り上げる。裁判やそれに関わる証言は，論理科

学が支配する場と思われがちだが，それが，法的ストーリーの構築をめぐるナラティヴ・プラクティスの場であることが，露わになる。そこは，どのストーリーも真実であるというような相対主義の許されない「力の場」であり，関与する者の傷つきが避け難い場であると気づかされる。

　§4では，主に生涯発達心理学領域の実証研究におけるナラティヴの捉え方を取り上げる。そこでは，ナラティヴの収集に多用されるインタビューの他，親子間の日常会話の観察，幼児の会話の観察とその日誌記録が素材にされる。これらの方法に応じて，収集されるナラティヴは，まとまりある人生の語りにもなれば，断片的な経験の語りにもなる。ただし，いずれのナラティヴからも，対象化された語り手の「心」を読み取ることへの慎重な態度が促されている。むしろ，ナラティヴから，それが生まれた一回性の場の構造，語り手と聴き手の共有された主観性，文字の文化が発達に与える影響を読み取ろうと試みられている。

　本誌の企図が，心の科学とナラティヴ・プラクティスに，新たなオルタナティヴをもたらす契機となるよう願っている。

心の科学とナラティヴ・プラクティス：§1　ナラティヴの哲学的・歴史的基盤

因果法則，物語，対話

心の科学の成り立ちと行く先

河野哲也 *

* 立教大学文学部教育学科

「ナラティヴ」，すなわち，「語り」あるいは「物語」は，現在，心の科学の領域の中ですでに市民権を得た概念であり，同じく「ナラティヴ・アプローチ」も，心理学や心理療法のみならず，医療，看護，福祉，医療人類学などの分野で広く普及するに至っている。本稿では，「ナラティヴ・アプローチ」が心の科学の中でどのような特徴を持ち，どのような位置付けになるのか，心理学の哲学，あるいは，心の哲学の観点からあらためて検討する。

最初に，心の科学がモデルとしてきた法則学の限界と個別の事例や出来事を扱う人文科学のあるべき姿について考察する。次いで，「語り」と「対話」の特徴について論じてから，「ナラティヴ・アプローチ」の特徴と位置づけについて結論する。

I　法則学の限界と事件学としての人文科学

心の科学がどのような学問であるのか，心の科学の研究方法はどうあるべきかという問題をめぐっては，哲学ではこれまで何度も論争が生じてきた。心の科学（精神科学）がようやく成立しかけた 19 世紀末において，すでにこの論争は生じていた。

心理学をはじめとする心の科学では，近代（現代ではない）物理学をモデルとした研究がパラダイムとなってきた。物理学の成功と優越性は，状態方程式によって記述される線形因果の再現性とそれに基づいた予見性に存する。心の科学は，法則学的研究というパラダイムを受け入れ，個人の行動を予測し，制御することを目標にしてきた。

しかし実際には，法則学的研究は，法則を抽出するまさにそのために，自然現象のいくつかの重要な側面を方法論的に切り落とす。

1 つは，時間空間の極微化である。反復的な現象を取り出すために，現象を時間的にも空間的にも極微にまで切り詰める。それゆえ，時空間的により複雑で大きな出来事は扱われなくなる。2 つ目に，全体性の欠落である。反復可能な線型因果性だけに注目することで，構造を持った全体性が見失われる。複雑系においては，法則的な関係を単純に加算すれば，全体性が復元できるという加算原則は成り立たない。それゆえに，法則学の分析的な研究方法は，全体的特性や創発的特性を捉えられない。第 3 に，対象の無個性化である。原子や素粒子のような，それぞれが無個性であるような対象ではなく，複雑な構造を持った対象の振る舞いは法則モデルでは説明できない。以上の 3 つの側面は互いに結びついている。法則学的研究は，自然現象を，それが扱ううる範囲に制限し，現象を線型性に切り詰めることで成立している。

近代科学の法則学的研究の限界は，気象や生態系，宇宙論，地球物理などをはじめ，あらゆる自然現象でも現れてくるが，とりわけ，生命現象，人間・動物の行動，社会や経済，さらに歴史といった複雑性が強く支配する分野では，問題は顕著になる。動物の行動は，一律の法則性で理解するには，複雑すぎ，また各個体が一般性に還元できない個性を持っている。生き物の振る舞いは，原子のように無個性ではない。

こうした自然科学の法則学的研究の問題を指摘したのが，19世紀末から20世紀初頭に活躍したヴィルヘルム・ディルタイ（Willhelm Diltey）やハインリッヒ・リッケルト（Heinrich Rickert），ヴィルヘルム・ヴィンデルバント（Wilhelm Windelband）などの哲学者であった。彼らは，当時の自然科学主義に抵抗し，人文科学の独自性を守るために，自然科学と歴史学の差異を強調した。

ヴィンデルバントによれば，自然科学は「法則定立」的な目的を持った「法則学」である（Windelband, 1929）。法則学においては，ひとつの出来事は，法則性が当て嵌まる一例以外のものではなく，その出来事自体に何らの価値も認められない。

それに対し，歴史学に代表される「人文学（人文科学）」は，「個性記述的（ideographisch）」であり，「事件学（Ereigniswissenschaft）」である。人文科学においては，歴史的出来事や人間の心理や文学作品を，その個性や独自性において捉えることが関心の中心にある。全歴史を貫いている法則や全ての文学に共通の性質を探求しているのではない。人文学とは出来事や事件といった個別で特殊なものについての研究である。自然科学が普遍的な法則によって個々の現象を「説明」する学問であるのに対立して，人文科学は，個別的なものを個別性と個性のままに記述し，「了解（verstehen）」する学問である。ここでいう「了解」とは，その行為の主体の立場に立ち，行為を内的に把握することであるという。

II　ヘンペルの「法則カヴァーモデル」とその批判

こうして，自然科学と人文科学の差異は当然視されていったが，科学哲学のカール・ヘンペル（Carl G. Hempel）は，「歴史における一般法則の機能」（1942）という論文の中で，これを問題視した（Hempel, 1965）。

ヘンペルによれば，出来事とは，他のものと比較できない特殊で個別的なものではない。人文科学者も，そうした出来事についてただ記述してい

るばかりではなく，実際に，何らかの出来事発生の「説明」を行なっている。1つの出来事の発生は，次の2つの前提から演繹される。第1に，1）先行する出来事，優勢な条件などの「初期条件」を記述すること，第2に，2）任意の規則性，すなわち，もし確証されれば「法則」と呼ばれる普遍的形式の仮説を表明すること，である。

この2つの前提が正しく立てられたなら，問題の出来事の発生は論理的に演繹され，説明されたことになる。この説明モデルは，「法則カヴァー・モデル（covering-law model）」と呼ばれる。ある出来事は，それが法則によって「覆われ」，その先行条件が正当にその原因と呼ばれるときに，説明されるからである。

ヘンペルの指摘によれば，人文科学において研究の対象となるのは，個別的な出来事ではなく，あるタイプの出来事である。反復可能な出来事のタイプこそが研究対象となる。人文科学においても，実際に，個別の出来事との細部を捨省しており，出来事の唯一独自性は放棄すべき神話であるという。おそらく，現代の心の科学においても，ヘンペルのような科学観は，明示的・暗示的に共有されているのではないだろうか。

しかし現代哲学の観点から見れば，ヘンペルのモデルは2つの点において誤っているように思われる。

第1に，法則学的研究の限界を見誤っている点である。本来，複雑系である宇宙の中に法則性を見出すには，実験的な設定が不可欠である。この点を踏まえて，イアン・ハッキングやナンシー・カートライトによって提起されたのが介入実在論（対象実在論）である（Cartwright, 1983, 1999; Giere, 1999; Hacking, 1983）。

ハッキングによれば，科学者が科学的対象の実在に確信を持つのは，実験的な介入によってである。実験家は実験をとおして現実に介入し，対象を適切に操作する。そして，対象のさまざまな因果的性質（効果）を利用する装置を成功裡に働かせたときに，科学者は対象の実在性について確信する。科学的観察と呼ばれるものは，根本的に介

入なのであり，実在に何らの接触もなく行われる（実験はもちろん）観察はありえない。物理世界に何の影響も及ぼさない，世界から切り離された「客観的で」無色透明な観察者など，幽霊のようなものである。観察も実験も行為であり，対象へと働きかける実践である。

　介入実在論の特徴は，科学の対象については実在論をとるが，自然法則については反実在論をとることになる。単純に言えば，自然法則はそのままの形では実在しない。カートライトによれば，自然の法則性は普遍的であるどころか，実験家によって局所的に編成され，かぎられた範囲でしか実現できない規則的なふるまいにすぎない。法則性が生じるためには，理論が適用できる範囲を限定し，そこに安定した諸条件を工学的に構成しなければならない。複雑系に他ならない実在の自然界の中には，他のあらゆる物理現象から切り離された自然法則などそもそも実在しえない。実験装置や機器を基にした工学的な設定こそが，厳密な規則性を発生させる。よって，カートライトによれば，法則性の生起はつねにローカルであり，その意味で科学的世界はパッチワークでできた「斑の世界」なのである。

　介入実在論は，著者自身も含めて，現在かなりの数の科学哲学者が支持する立場である。自然法則は直接に現実に対応しているのではなく，実験的なプロセスによって実在から抽出された「モデル」に対応している。モデルは現実そのものではなく，理想化され抽象化され単純化された実在のレプリカである。この立場から見れば，ヘンペルのモデルは，素朴に自然法則の実在性を「イデア」のように信じるプラトン主義的な考えに思われる。

　第2は，ウィリアム・ドレイ（Dray, 1957）という歴史哲学者からの批判である。ドレイによれば，説明の観念は法則性の観念を含意しない。すなわち，法則性が存在しなくても歴史的説明は成り立つし，別の言い方をすれば，単称の因果的説明がありうるのである。個別の出来事の原因を追求するのも科学の役割である。実際に歴史家が説明において行なっているのは，「C1，C2，C3……な

るが故にEである」という単系列の因果的説明である。因果的説明は常に法則的（全称的）であるとは限らないし，実際，規則性や法則性の理解が，個別的因果の理解に先行するとするならば，どうして全く新しい状況の出来事に関して因果的に理解できるのか説明不能になってしまう。最初に個別の因果性を知覚するからこそ，私たちはそこに規則性を見出そうとする。その逆ではない。因果性は単称においても成り立つし，因果関係は法則性とは独立の概念なのである。

III　ヒストリーとナラティヴ

　これまでの第1と第2の批判で，心の科学を法則学として捉える見方の一定の限界が明らかになったであろう。法則学的なアプローチが心の研究として有効な側面もあるが，それだけでは，「心」と呼ばれるものの総体を捉えることはできない。第3の批判は，いよいよナラティヴ・アプローチの本質に関わってくる。

　ヘンペルの法則モデルの最大の問題は，歴史的な出来事を法則性に包括することで，人文科学から時間の流れの中での物事の展開，すなわち，「物語」を排除してしまったことにある。分析哲学者のアーサー・ダント（Arthur Danto）は，歴史叙述の文章が「物語文（narrative sentence）」という特徴のある文によって書かれていることを指摘する（Danto, 1965）。

　物語文とは，それらが時間的に離れた少なくとも2つの出来事を指示するということである。あるいは，物語文は，少なくとも2つの離れた出来事を指示し，そのうちの初期の出来事を記述する点にある。しかしこの構造は通常，行為を記述するのに用いられる全ての文に現われる。その意味で，物語文とは行為を語る文なのである。たとえば，「三〇年戦争は 1618 年に勃発した」とか「『学問のすすめ』の著者は，咸臨丸で渡米した」などがそうである。これらの文章は，それが生じた時点でその出来事に立ち会った当時者は，決してその文章を発することができない。物語文は当の出来事が起こった時点で発せられる「観察文」とは

区別される。このことは何を意味しているであろうか。物語文の特徴とは何であろうか。

第1の特徴として，その物語を語る（あるいは書く）者が，その出来事の顛末をすでに知っている時点から叙述していることである。物語る者は，ある過去の一点の出来事を，それ以後に生じる過去の諸々の出来事に関連づけて叙述する。歴史を記述するときには，取り上げる出来事の取捨選択をしなければならない。その基準は，最終的に説明したい出来事にとって，それ以前の出来事の中で，とくにどの出来事たちが関連性が強いかという視点からなされる。

物語文の第2の特徴として，物語文を用いてなされた記述において，人間の振る舞いがしばしば「意図的でない」ことである。この指摘は，ヴィンデルバントなど19世紀の「了解」の哲学者と，ダントの考えを分ける重要な相違である。物語文では，本人が意図的に行った行為もその通りにならず，その結果は意図せざる結果を招くこともしばしばである。また物語では，偶然が重大な役割を果たすことがある。ある偶然の出来事が後の大きな変化をもたらすきっかけとなり，後から見れば運命のように必然的に思えることさえある。物語文では，当事者の信念や意図，計算，予測などとは異なる次元での叙述が行なわれる。物語のこうした特徴には，当事者の預かり知らないところで因果の展開に巻き込まれ，それを予測できないという人間の限界が表現されているのである。

このように，物語文は，端的に眼の前の事態について記述する観察文と異なり，人間の行為をより広い時間的な枠組みのなかにおいて理解しようとする叙述である。

実際に，語るという行為は，単に話すという行為からははっきり区別されている。たとえば，「話しにならない」という表現はよく使うが，「語りにならない」とは言わない。起承転結を欠いたまとまりのない，そもそも語りにならないからである。また，「話の筋」という表現はあっても，「語りの筋」という表現はない。筋のない語りは形容矛盾である。語りという概念の中に，最初から「筋」の存在が含意されている。

坂部恵（2008）によれば，話しとは，目前の状況や利害関心に関わる発話であるのに対して，語りは，そうした状況や関心から一歩距離を置いた自由な時間様相における発話である。また，「語る」は「騙る」に通じる。すなわち「だれそれを騙る」という表現，たとえば，有名人を騙って話しかけるなどの場合には，その話す主体は意図的に二重化されている。後に述べるナラティヴ・アプローチにおいても，語る自己と語られる自己，語る時間（現在）と語られる時間（過去）に二重化されるのである。また，「語るに落ちる」という表現があるが，これは「話しているうちに，うっかり本音をもらしてしまうこと」を意味する。以上のことは，「語り」という行為が，虚偽や欺瞞，隠蔽も可能にするような高度な言語行為であることを示している。「話す」ことは，筋の存否，事実の真偽，意図の誠実・不誠実を問わない，素朴な，より一般的な発話行為のことである。これに対して，「語り」では，諸事実をある筋の中に時間的に配置して，形象化する反省的意識と構築力が要求されている。

物語文は，語るべきものである。それは，ある出来事を，一連の出来事の系列や連鎖関係のなかに埋め込み，それらを始まりと終わりを持ったひとつの筋（story）のなかで捉えることである。

Ⅳ　ナラティヴ・アプローチ

ナラティヴ・アプローチにおける「ナラティヴ」も，上記の物語文の語りの特徴を持っている。心の科学におけるナラティヴなものは，因果法則とは根本的に異なる役割を担っている。

ナラティヴ・アプローチは，社会的構成主義を理論的支柱としている心の科学の方法であり，とりわけ臨床場面で普及した考えである（McNamee & Gergen, 1997）。この立場によれば，人間が関与するシステムは言葉を生み出し，同時に意味を生み出す。コミュニケーション，ないし言説が社会の組織化のありようを決定し，意味と理解は人々の間で構成される。こうして，私たちは，言語的

に意味づけられた生活世界に生きているのである。

　科学における法則性の探求は，事例の説明や個別の判断のために要請されたものである。しかし，ひとつの事例を，一般法則における一変数として捉えることは，先に見てきたように，時間的に推移する過程（歴史，発達，成長）を捉えられない。とりわけ，人文科学における事例を扱うには法則学は不向きである。というのは，事象の中の一部の因果関係だけを取り出そうとする線形的方法は，事例の構造的な歴史と発展を追うのに不十分だからである。事例を研究するためには，ある個別の対象がその内外の諸要素によってどのような変化の軌跡を描くのかを記述し，その構成要素の相互関連全体の変化の過程を捉える必要がある。

　医療社会学・臨床社会学を専門とする野口裕二（2002）は，次のように物語の持つ説明力を述べている。物語は，さまざまな偶然と必然の糸を撚りあわせて出来事を時間軸上に配置し，そのつながりを明らかにしてくれる。また物語は，さまざまな出来事を空間上に配置して，出来事の空間的見取り図を示してくれる。そうした構成要素の相互関係全体の変化をもたらすものが，ヴィンデルバントのいう「事件」であり，「出来事」である。事件とは，それが生じた後に構造的な変化をもたらすものを言う。学校での銃乱射「事件」があれば，学校の警備，地域との関係，生徒同士の関係など，学校のあり方全体が安全という方向性へと構造的に変化する。物語とは，そうした事件を記述する。

　しかしナラティヴの重要な役割は，ただ出来事の歴史を捉えるためだけにあるのではない。語るとは，語る主体が，出来事を意味づける行為である。意味づけとは，ある事象を他の事象と関連づけることである。語ることは，語る主体が，ある出来事を，取捨選択しながら過去の他の出来事に関連づけ，その当の出来事を物語の中に埋め込むこと行為である。語りによって叙述される物語は，因果的（「こうなったから，こうなった」といったように）に関連づけられているが，それは必ずしも法則的ではない。それは，過去の出来事の事件

性を説明する行為である。

　物語文は，すでに過ぎ去った出来事を語る。それは，当の出来事を距離のある視点から出来事の顛末を冷静にまとめ上げる。出来事を単純に主観的な視点から叙述するだけではなく，当の自分にも距離をとり，自分の行為がどのような帰結をもたらしたのか，そこにどのような偶然や他者の意思が介入したのか，その意図せざる帰結も含めて語る。そこでは，過去の出来事を物語りながら，現在の出来事と自己についても同時に意味づけているのである。

　心の科学が自然科学の方法で人間を研究しているときには，その人間を操作対象としている。法則によって対象の動きを予測し，制御しようとする。それに対して，ナラティヴ・アプローチでは，自分について語るのは自分自身である。ある人間が，どのように自分の周りの環境や状況とその変遷を捉え，自分をその中にどのように位置づけているのかを，本人の語りが明らかにする。ここでは，心の科学において，それまで客体化され，対象化されてきた当事者の主体化，あるいは主体性の回復が行われている。とくに臨床の場面において，当事者を中心とした世界の意味づけが聞き取られ，治療は当事者による問題の解決として組み立て直される。クライエントこそが専門家なのである。

　ただし森岡正芳（2008）によれば，臨床におけるナラティヴ・アプローチでは，「大きな物語」と「小さな物語」の視点がありうるという。前者は，クライエントが自分の問題をライフストーリー全体の文脈の中におくことによって固有の隠れていたテーマが見えてくる場合である。後者の立場では，「個人の症状にテーマ性があるとか，隠れた『物語』があるという前提自体もいったんおいておき，クライエントが自分の問題や症状をどのように述べていくかにまず耳を傾ける」(15頁)という。そして，この場面で重要なのは，出来事そのものというよりは，語りを通じて今ここで立ち現れてくる意味に焦点を当てることであり，出来事と出来事の生きた連関を通じて生起する「微

細な意味の行為」を共有することだという（同箇所）。ナラティヴ・アプローチでは，出来事と別の出来事が繋がり，そこに意味を生む言語形式が分析の最小単位となるのである。

V　対話（ダイアローグ）の特性

語りとは，つねに誰か聞き手に向けた語りである。聞き手が話し手に応答したときには，対話（ダイアローグ）となる。近年，臨床の分野では，オープンダイアローグを中心として，グループによる対話がもたらす驚くべきケアの効果に注目が集まっている。

この分野では，ミハイル・バフチン（Mikhail Mikhailovich Bakhtin）の対話の理論が注目されている。バフチンによれば，対話には以下のような重大な特徴がある（Bakhtin, 1979, 1980）。

第1に，応答性である。いかなる発話も以前の発話に対する応答である。その場で最初になされた発言も以前の誰かによる何かの発言への応答である。

第2に，腹話性である。私たちは他者から言葉を学び，その学んだときの他者の発話のあり方やその状況を引きずりながら，一種の借り物のままに言葉を発していく。私たちはさまざまな人から言葉を借用し，それらを新しい状況で使用しながら，徐々に借り物の表現を自分で使いこなせるようにしていく。とはいえ，他人の言葉は，話し手のなかに移入されても，その元々の内容を保持しつづける。その意味や文脈，話し方や構成の仕方も，痕跡としてであれ，模倣者の中に存続しつづける。人形が語っているように見えても，実は腹話術師が語っているように，私たちの語りはどこかで二重化されている。これは先に「語り」の特徴として述べたことと符合する。「語り」そのものが腹話的なのである。

第3に，多声性である。対話は複数人でなければできない。しかしそれだけではなく，対話では，他者が自分自身の声を代弁することがあり，私の発言が他者の代弁をすることがある。またある場合では，他人の発話に対して，自分の中のある部分が賛意を感じていても，異なった声がそれに反目することもある。他者の一つの発言が二重の響きを持ち，それに応じて私が複数化するのである。

さらに，対話の中においては，次のような興味深い現象が生じてくる。

1つは，経験と発話の自己帰属と，それから生じる自己差異化である。対話においては，自分の発話は他者から応答される。自分の考えは自分のものでありながら，さまざまな観点と文脈から多様に言及され，他者の他の考えに関連づけられる。対話では，自分の発話は，人々がもたらしてくれる観点や文脈の全体の中に位置づけられ，発話の意味は厚みを増していく。対話の参加者たちが分かち合うのは，この意味の全体像なのである。

こうした応答のやりとりの中で，発話者は自分の経験や振る舞いを解釈するより広い枠組みを得て，「客観的」に自分を眺めることができるようになる。それと同時に，私の発言は，他者によって解釈されることで，かえって自分で責を負うべき発言として自己自身に帰属されてくる。他者から解釈されることで，自分が発した考えや思いが自分固有のものであると自覚される。対話とは，自分と他人をつなげると同時に，自分と他人が異なっていることを知る行為でもある。対話は，他者と自己を結びつけると同時に，他者と自己を差異化する。

対話の第2の効果は新しさの発現である。対話では，参加者同士の相互作用から，互いに思いもつかなかった新しい考えや視点が創発することがしばしば生じる。そこで創発した考えや新しい視点に照らし合わされて，自分の経験と発話も新しい枠組みから意味づけられる。対話によって，これまでの自分が自身の経験に与えていた意味づけから自由になり，新しい自己が生み出されるのである。

VI　まとめ

心の科学は従来，法則学をモデルとしてきた。しかし法則学は，人間を対象化して，時間的・空間的に断片化する傾向を持つ。とりわけ，構造的

変化としての「事件」を語ることができない。ナ
ラティヴ・アプローチをはじめとして，語りと対
話を方法とする新しい心の科学は，人間を主体と
して扱い，その人が生きている意味に満ちた生活
世界を描き出す。対話においては，自分の経験が
他者によっても語られ，意味づけ直されることで，
自分自身の意味の世界から距離を取り，その世界
を組み直す機会が与えられる。対話的な研究とは，
探求がすなわち臨床であるような研究＝実践なの
である。この自己変容を伴う研究＝実践こそが，人
文科学的な心の科学の特徴であり，あるべき姿な
のである。

文　　献

Bakhtin, M. M.（北岡誠司訳，1980）言語と文化の記号
　論（バフチン著作集 4 ）．新時代社．
Bakhtin, M. M.（伊東一郎訳，1979）小説の言葉（バフ
　チン著作集 5 ）．新時代社．
Cartwright, N.（1983）How the Laws of Physics Lie. New
　York; Oxford University Press.
Cartwright, N.（1999）The Dappled World: A Study of the
　Boundaries of Science. Cambridge; Cambridge UP.
Danto, A.（1965）Analytical Philosophy of History.
　Cambridge; Cambridge University Press.
Dray, W.（1957）Laws and Explanation in History. Oxford;
　Oxford University Prtess.
Giere, R. N.（1999）Science without Laws. Chicago/
　London; University of Chicago Press.
Hacking, I.（1983）Representing and Intervening:
　Introductory Topics in the Philosophy of Natural
　Science. Cambridge/New York; Cambridge University.
Hempel, C. G.（1965）Aspects of Scientific Explanation.
　New York; Free Press.
McNamee, S. & Gergen, K. J. (eds.)（1992）Therapy as
　Social Construction. London; Sage.（野口裕二・野村直樹
　訳（2001/2014）ナラティヴ・セラピー．遠見書房．）
森岡正芳編（2008）ナラティヴと心理療法．金剛出版．
野口裕二（2002）物語としてのケア：ナラティヴ・アプ
　ローチの世界へ．医学書院．
坂部恵（2008）かたり：物語の文法．筑摩文芸文庫．
Windelband, W.（篠田英雄訳，1929）歴史と自然科学・
　道徳の原理に就て・聖：『プレルーディンエン』より．
　岩波文庫．

心の科学とナラティヴ・プラクティス：§1 ナラティヴの哲学的・歴史的基盤

心理学史におけるナラティヴの役割

サトウタツヤ＊

＊立命館大学総合心理学部

本稿では特集趣旨とそこから与えられた役割に従って，心理学史との関連でナラティヴについて考えていきたい。

I ナラティヴということ

1．独りよがりの思考とナラティヴ

2016 年，相模原事件というショッキングな事件が起きた。2019 年，裁判員裁判が始まる。私見では，犯人にそうした行動を引き起こした本人の考えが妄想か信念かを問うよりも，「障害者・老人＝社会の不要物」という記号化の問題に焦点をあてるべきで，その記号が特定の個人にどう取り込まれたのか，それがどのように実行されたのかを検討し，こうした「事件」をどう防ぐのかを考えるべきだと考える。ある一人の人が本当の意味で特殊であることはあり得ない。本人が生きている時空間＝文化との相互相乗作用があるはずだ。

「老人は不要」「不要物は除去」の間に「だから」がなければこうした事件は起こらない，そして，この 2 つを「だから」という理由でつなげることは論理実証形式的な論理であろうはずもない。そもそも「老人は不要」も成り立たず「不要物は除去」も論理実証形式的な論理からは導かれない。「老人は不要」だから「不要物は除去」するという思考形式はナラティヴのモード＝語りモードにほかならず，ナラティヴの形式を理解することが必要（さらに言えばそうした理解を促す学問的営為が必要）となる。

2．羅生門とあひるうさぎ

同じ状況を経験しながら異なる語りが生じることは，たとえば黒澤明の映画『羅生門』によって表現されている。これは芥川龍之介の小説『藪の中』を題材にした映画で，一人の男の死ということが，三人三様に描かれていることを題材にした映画である。

また，図 1 のイラストは心理学的には多義図形と呼ばれるものである。もともとはドイツのユーモア雑誌 *Fliegende Blätter* の 1892 年 10 月 23 日号に掲載されたものである。これをアメリカの心理学者ジャストローがとりあげ（Jastrow, 1900），後にドイツの哲学者ヴィトゲンシュタインも取り上げたことで有名になった。

ある生き物が居てそれがなんであるかよくわからない状況に A，B の二人がいるという設定を思い浮かべてみよう。意味が曖昧な状況はその曖昧さの低減が必要でありまさにナラティヴが必要とされる状況である。そして，意味づけという語を用いるなら，二人が意味づけ（meaning）をして

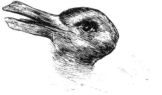

図1 あひるか？ うさぎか？
(*Fliegende Blätter* 誌 1892 年 10 月 23 日号)

いる状況である。

　その結果，ある人Aはあひるを見たと思い，他の人Bはうさぎを見たと思うとする。第三者から見れば同じ生き物について二人は異なる意味づけをしたことになる。その生き物が居なくなった後，その状況を振り返る時，Aはあひるを見たと語るし，Bはうさぎを見たと語るであろう。それぞれに意味が安定したのである。つまり，ナラティヴにとって重要なのは，状況や外界そのものではなく，個々人の意味づけだということがわかる。ただし，ジャストローやヴィトゲンシュタインの時点では，物の見方の複数性ということが論じられていた[注1]。

　なお知覚は視覚だけに限らない。聴覚(何をどう聞いたか)でも似たようなことが起きる[注2]。だが，心理学にとって視覚の研究は刺激を図示できるという点で非常にわかりやすかったと言える（聴覚刺激＝音や嗅覚刺激＝匂いでは，論文や本に刺激を掲載することが難しい）。多義図形は視覚の多様性を示すのに最適だったのである。そして，心理学者の中に，視覚刺激は単なる物理刺激ではなく，社会的な意味づけがあるのだとする研究者が現れることになる。これが心理学におけるニュールック研究であり，その主導者はJ・ブルーナーであり，心理学に意味づけ（meaning）の重要性を意義づけていくことになる。

3．ブルーナー：ナラティヴとパラダイム

　ブルーナーは2016年に満100歳の生涯を終えた心理学界のレジェンドであり，心理学においてナラティヴの重要性を早くから唱えていた一人である。彼は1984年に行われたアメリカ心理学会の第一部門（一般心理学）の招待講演において，人間の思考の様式にはパラダイマティ

ックモードもしくは論理的科学的モード（Logico-Scientific or Paradigmatic Mode）とナラティヴモード（Narrative Mode）という2つの様式があることに注意を促した（Bruner, 1984, 1985, 1986）。

　ブルーナーのこの主張が世の中に広まった経緯は若干煩雑ではあるが，表1の様である。

　ブルーナーが1984年に，思考の2つの様式として「パラダイマティックな様式」という語を取り入れたのは——違和感があるかもしれないが——ブルーナー自身の研究人生を考えると長い経緯があったようである。「パラダイマティックな様式」はある枠組みに従って知識を生産するものであり，ただし，新奇なパターンを押さえ込むような見方であり，定常科学の状態を指すものと思われる。

　科学革命という考え方を広めたクーンによる「パラダイム」という語は「認識の枠組み」として理解されることも多いが，多義的に用いられた言葉であり，科学哲学上は，特定の集団が特定の方法で知識を作っていくそのやり方と解することが妥当である。自然科学においては，研究における手続きの共有が重要であり，それが知識生産のやり方なのである。パラダイムを共有することによって研究手続きの共有がなされ，ある程度安定した知識生産が可能になる。また，他者が同じやり方で再検証することもできる。しかし，その一方でやり方が固定するとそのやり方で解ける問題のみを解こうとしてしまい，新しい問題の発見や新しい知識生産が停滞する可能性もある。何事も利点は欠点となる（欠点が利点となることもある）。このように書いてみると，クーンが用いたパラダイムという用語をブルーナーが取り入れたように思えるが，実際には逆のプロセスだったようである。

　驚くべきことに，クーンとブルーナーはハーバード大学で顔見知りの関係にあった。クーンの『科学革命の構造』（Kuhn, 1962）の第6章には，ブルーナーが行ったある一つの実験（Bruner & Postman, 1949）が紹介されている。タイトルは「不一致の知覚：ある一つの枠組み（On the perception of incongruity: A paradigm）」というも

注1）ちなみにヴィトゲンシュタインはものごとについて1つの見方をした場合に他の見方ができないことをアスペクト盲と名づけている。

注2）耳撃証言（Earwitness testimony）の問題である。イギリスのあるえん罪事件では，家に帰ってきた時に父の死体を見て驚いた叫び声が「娘が父親を罵倒していた声」として聞かれてしまったという例がある。

表1　ブルーナーによる思考の2つのモードについての論考の経緯

1984	カナダのトロントで行われたアメリカ心理学会（APA）部門1における招待講演で "Narrative and Paradigmatic Modes of Thought" と題した講演を行う。
1985	講演の原稿 "Narrative and Paradigmatic Modes of Thought" が Eisner の論文集に採録される。
1986	単著 "Possible Worlds, Actual Minds"（邦訳『可能世界の心理』）の一部として出版される。

のであった。クーンはブルーナーの実験を「非定常的な（新奇な）データの発見を遅らせる物の見方を暴いた実験」として紹介している。

　まずトランプのマークの色を入れ替えたカードを用意する（例：黒色のハート，赤色のクラブ）。この（普通とは異なる）カードを提示したとしても，それが「正常な」トランプに対してごくわずかな率である場合には，多くの人は，自分が期待したようにしか見ない。つまり，黒色のハートを提示したとしても赤色のハートを「見て」しまうのである。人は自分が経験する変則的なものや場違いなことを正常な世界・定常な世界に「回収」してしまいがちなのである。だが，「普通とは異なる」トランプカードの出現率を上げていくと，ようやく人は「黒色のハート」を見ることができるようになるというのである。

　「認識の枠組み」が人間の知覚に備わっているということをクーンはブルーナーから学び，それをパラダイムという言葉を用いて，自らの科学史的な概念である「科学革命」の補強に使ったのではないだろうか。そして当時のブルーナーは，安定していて生産性はあるものの見方を固定するものとしてパラダイムを捉えており，その後，それを補うものとしてナラティヴの重要性を唱えることになったのであろう。

4．意味づけにおける ing の意味

　さて，ブルーナーはある認識枠組み＝パラダイムによる見方（パラダイマティックな様式）に相補的に対応する（対立ではなく相補的対応）のがナラティヴの様式であると主張している（Bruner, 1984）。ナラティヴの機能は，意味づけ（meaning）にある。こうした意味づけの様式は，決して語彙や文法のみに還元できるものではなく，ナラティ

ヴの様式というものが存在するのである。ここで筆者は意味づけの「づけ」＝ ing にこだわってみたい。この ing の感覚は文法的に動名詞という説明がすり込まれてしまうと，動詞だけれど「名詞」というイメージが支配的になってしまう（ダイナミックさ（動態的）が失われてしまうのではないかと愚考する）。

　たとえば，Naming と Name の違いはどこにあるだろうか。Naming は「名づけ」，Name は「名」という語があてられる。「ing」に「づけ」という語が対応している。つまり，名づけをするという動きが「ing」によって表現されていることであり，名前はその結果として産出されるものである。Conditioning と Condition でも同様である。そして，意味づけ（meaning）に戻るなら，意味づけ（meaning）は産出された意味にとどまるものではなく，意味を求めることや意味の探求（Narrative Inquiry）というプロセスも包含していると考える方がいいのではないだろうか。

Ⅱ　ナラティヴ・ターンということ

1．ブルーナーの2つの思考法とナラティヴ・ターン

　ナラティヴ・ターンとはクレイスワース（1995）が名づけたとするのが一般的であり，1980年代に起きたナラティヴに対する関心の高まりと研究志向の変化を指している。彼の論文のタイトルは「話を聞かせて：人間科学におけるナラティビスト・ターン（Tell me a story: The narrativist turn in the human sciences）」であるから，ナラティヴ・ターンではなくナラティビスト・ターンが人間科学において起きているという捉え方をしたものである。彼が言うところの人間科学とは歴史や経済も含む極めて広範なもので，人文・社会科学と呼

んでも良い範囲を指していたと言ってよい。クレイスワース（1995）だけがこうした呼び方をしていたわけでもないだろうが，彼はこの論文刊行までの25年間において大きな変化が起きているとして，多くの人が感じていることをナラティビスト・ターンとして意味づけしたのである。

　ナラティヴ心理学の歴史をまとめたマレー（Murray, 2003）によれば，ナラティヴ心理学にとって重要な著書は，『ナラティヴ心理学（Narrative Psychology）』（Sarbin, 1986），『ナラティヴ的に知ることと人間科学（Narrative Knowing and the Human Sciences）』（Polkinghorne, 1988），『意味づけの諸行為（Acts of Meaning；邦題：意味の復権）』（Bruner, 1990）であるという。もちろん，前述したブルーナー（1984, 1985, 1986）による「思考の二分法」の提案およびそれが掲載されたブルーナーの著書『実際の様々な心，可能な諸世界（Actural Minds, Possible Worlds；邦題：可能世界の心理)』（Bruner, 1986）も重要な貢献である。

　こうした流れを横山（2019, p.45）を参考にしながらまとめると，ブルーナー（1984, 1985, 1986）が思考の様式として（論理実証モードとは異なる）ナラティヴモードの重要性を指摘した。ポーキングホーン（1988）はナラティヴ的な意味づけという概念の重要性を，サービン（1986）は物語原理（Narratory Principle）の重要性をそれぞれ指摘した，ということになる。またこの著書（Sarbin, 1986）のなかには心理学において社会構成主義を唱えたガーゲン夫妻の原稿も含まれている（Gergen & Gergen, 1986）。

　またパーソナリティ心理学の分野では，オルポートやマレーに影響を受けたマクアダムスが，ミシェル（1968）によるパーソナリティ概念批判を克服する文脈でアイデンティティのライフストーリーモデルを定式化した（McAdams, 1985）

　この時期には心理学と隣接する諸領域でも大きな動きがおきていた。コミュニケーション理論にナラティヴを導入したフィッシャーが人間とは「物語る動物（homonarrans）」であるという概念化を行った（Fisher, 1984）。医師・医学者のクライン

マン（1988）の『病いの語り：罹患，癒やしそして人間の条件（The Illness Narratives: Suffering, Healing, and the Human Condition；邦題副題：慢性の病いをめぐる臨床人類学）』が出版された。クラインマンは，医療者（医者等）による生物医学の視点からの「疾患（disease）の語り」と患者の経験とその視点からの「病い（illness）の語り」が異なること，後者の視点が重要であることを指摘した。少し時間が遡るが，哲学ではマッキンタイア（1981）によって『徳なき時代（After Virture）』も出版されていた。マッキンタイアは「私たちは私たち自身の物語の共著者にすぎない」として共著者性の観点が重要だと指摘した。同じく哲学者のリクール（Ricoeur）は『時間と物語（Temps et Récit)』全3巻を著し（1983-1985），その第3巻で物語的自己同一性（identité narrative）を唱えた。自己を実体論的に捉えるか，認知・情動・意志作用などの機能の集まりとして捉えるか，そのどちらかだけに陥ることがないようにするためには，物語的自己が必要だとしたのである（やまだ，2006参照）。こうした動向を表1にあるブルーナーの活動と共に示すと表2のようになる。

2．ジェームズとブルーナーの2つの思考法

　さて，表1のようにブルーナーの講演は何度かにわたって公刊されることになり，他の著者たちの書籍と共に影響力を持つようになっていったのだが，この考え方には源流があった。ブルーナー（1986）自らが『可能世界の心理』で引用しているように，アメリカにおける心理学の父，あるいは哲学・心理学における機能主義の父，とされるジェームズがこうした二分法を取り入れていたのである。

　ジェームズ（1878）は，動物の知性と人間の知性を比較するエッセイの中で，犬と人間の思考の違いを考えるためにはまず人間の思考について考えておく必要があるとしたうえで，「人間の思考には本質的に，『論理的思考（reasoning）』と『ナラティヴ的，記述的，熟考的思考（narrative, descriptive, contemplative thinking）』という2つ

表2　ナラティヴ・ターンの時代（1980 年代の主な著作）

年	人	著作等
1981	マッキンタイア	『徳なき時代』
1984	ブルーナー	APA 講演「思考のナラティヴ的モードとパラダイム的モード」
1985	ブルーナー	同論文が Eisner の論文集に採録
1985	マクアダムス	『力，親密性，そしてライフストーリー』
1985	リクール	『時間と物語』全 3 巻
1986	ブルーナー	『可能世界の心理』
1986	サービン	『ナラティヴ心理学』
1988	ポーキングホーン	『ナラティヴ的に知ることと人間科学』
1988	クラインマン	『病いの語り―慢性の病いをめぐる臨床人類学』
1990	ブルーナー	『意味づけの諸行為』

の種類がある」とした。前者（論理的思考）は現実の出来事の抽象化を行うことによって先行するものと結果を関係づけ，それが因果関係として扱われることであり，後者（ナラティヴ的思考）は出来事のつながりをその近接性から関係づけていくことである（Tarver & Sullivan, 2015）。

　ジェームズはハーバード大学の有力な心理学教授であり，同大学で研鑽を積んだブルーナーもジェームズのことをよく知っていただろうし，ジェームズの二分法的な思考は――ブルーナーの論理的思考とナラティヴ的思考以外にも――後の心理学に大きな影響を与えてきた。ジェームズは『心理学原理』（1890）において自我（self）を「I」と「me」に分けるモデルを提案した。「I」は主格の私であり，「me」は目的格の私である。こうした考えは社会学にも影響を与えミードの社会的自我の理論へとつながっていった。また彼は哲学者の二分法ということも述べている。合理論と経験論のいずれかをとるかは，哲学者の気質によるという大胆な仮説である。軟らかい心，と，硬い心，というのがジェームズの唱えた二分法である。この（哲学者の）気質二分法は，心理学者たちに影響をあたえ，1920 年代の性格類型論へと結実していったと思われる。たとえば，ユングに関してはジェームズの影響についての研究が進んでおり，ユングの類型論（タイプ論）とジェームズの気質二分法との関係が明らかになりつつある（小木曽，

2014）。

3．心理学史：近代心理学の成立と意味の放擲

　ジェームズの二分法を扱ったついでに，さらに回り道をして心理学全体の歴史を横目で見ながら（サトウ・高砂，2003；サトウ，2020［印刷中］），ナラティヴ・ターンにいたる流れを簡単に見ておこう。

　心理学が哲学的な装いから脱却して，近代的な学問となったのは 19 世紀半ば以降のことであり，19 世紀の中頃にいくつか画期的なできごとが起こった。まず，ダーウィンによる進化論の発表である（1859），そしてフェヒナーの『精神物理学提要』が出版され，ラツァルスらの学術誌『民族心理学と言語学雑誌』が刊行を開始したのが同じ 1860 年のことである。前者は捉えどころのない心の問題（特に感覚）を実験的に扱う手法を整備したところに特徴がある。後者は，名称こそ「民族」となっているが，今で言うと文化と心の関係を扱ったものである。

　そして，ドイツのヴントによって心理学を体系的に研究するシステムが整えられ，学範（ディシプリン）の独立が果たされた。哲学がそれまで行った手法とは異なる手法で心について考える学問として心理学が成立したのである。象徴的な年として，1879 年に心理学実験室の整備が行われたと言われている。実験という手法を用いることで

これまでとは異なるさまざまな研究を行うことが可能になったのである（ただし，ヴントは実験のみではなく民族心理学も重視していた）。また，アメリカではジェームズが1890年に『心理学原理』を刊行した。彼はもともと生理学に興味を持っていたが心理学に関心を移したのでありアメリカ心理学の父と呼ばれる。

　実験を行うことで，問題となるのが個人差の問題である。個人差と言えば意味のある差になるが，データを汚染する誤差とも言える。心理学においても個人ではなく人間全体のことを知るために，より客観的にデータをとる工夫がなされた。そのうち典型的な実験の1つが，エビングハウスによる「無意味綴り」を用いた記憶研究である（Ebbinghaus, 1885）。ここで無味綴りとは「子音・母音・子音」から成り立つ単語であり，日常生活上の意味を持たない（無意味な）音節（rit, pek, tas…etc）からなる単語である。この材料を使うことによって意味に汚染されない研究が可能になったのであった。

　さてヴントが体系化した心理学は，それまでの哲学の問題意識を踏襲したもので，その対象は意識であった。より具体的には感覚・知覚・記憶などの精神機能を対象にしたものであった。当時の実験は自分自身が被験者を兼ねたり，お互いに実験者と被験者を交互に行うなどしていた。こうした心理学のあり方に対してはいくつかの代替のムーブメントが現れた。それは一般に行動主義，精神分析，ゲシュタルト心理学であるが，ここでは行動主義について見ておく。

　ワトソンは1913年のいわゆる「行動主義宣言」（Watson, 1913）で，当時の心理学が，意識を対象にしていること，および，研究の研究手段として言語を用いていること，を批判した。そして，心理学は自然科学の一部門であり，その研究対象は行動であるべきだと主張したのである。神・人間・動物のうち，人間と動物の間に線を引くのではなく（こうした問題設定は哲学の問題意識を引きずっていることに他ならない），神と人間の間に線を引き，人間と動物は同じカテゴリーであると

いう考え方をするのは明らかに進化論の影響である。行動を対象として研究することによって意識のような主観的なものを対象から排除することこそ，行動主義の目的であった。ワトソンの行動主義はパブロフの条件反射の影響を受けていた。ワトソンがスキャンダルによって大学から離れた後は，新行動主義と呼ばれる学問潮流が現れた。新行動主義は物理学における操作主義と組み合わさることによって，その厳密さを増大させた。操作主義によれば，長さ，というものがあるのではなく，長さはそれを決定する一連の操作（測定のやり方）によってのみ定義することができるとされる。新行動主義者たちはこうした定義によって心理学の研究をより厳密にできると考えたのである。たとえば，空腹は「おなかが減った〜」という個人の言語的主張によって定義されてはならず，体重の＊＊％である，というような定義がなされるべきだ，と考えるようになったのである。

4．ブルーナーという存在

　第二次世界大戦の前後に心理学の世界に足を踏み入れたのがブルーナーである。

　「ブルーナーと言えば？」という自由連想をすれば，それは分野によって人によって違うことになる。社会心理学者たちは「コインの見かけの大きさの実験」が社会的知覚＝ニュールック心理学という新しい領域を作ったことを述べ，教育心理学者たちは『教育の過程』が与えたインパクトを語り，認知心理学者たちは認知革命の立役者だと言い，文化心理学者たちはブルーナーの業績は文化の重要性を指摘したことにあると言い，発達心理学者たちはジョイントアテンション（共同注意）が重要業績だと言い，質的心理学者たちは心理学に意味づけの重要性をもたらしたことこそがブルーナーの真骨頂だと言い，法心理学者は『ストーリーの心理学——法・文学・生をむすぶ』という著書の重要性を説くことであろう。これだけ見ても，彼の業績の偉大さは十分であり，しかもその領域が多岐にわたっていることがよく分かる。

　そのブルーナーは，1915年10月1日，ニュー

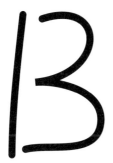

図2　ブロークンB（Bruner & Minturn, 1955）

表3　ブルーナーの論文
社会的知覚；認識枠組み；文脈効果

年	論文タイトル
1947	知覚を組織化する要因としての価値と欲求
1949	不一致の知覚：ある一つの認識枠組み
1955	知覚的同一化と知覚的組織化

ヨーク郊外の富裕なユダヤ教徒の家庭に生まれた。デューク大学で学士・修士を得た後ハーバード大学の博士課程に入学。彼の学位論文は交戦国のプロパガンダで彼の学位論文は交戦国のプロパガンダ放送の言葉に現れる軍事情勢と精神状態の質的調査を主題とするものであった（1941）。第二次世界大戦中は軍務についており，終戦後，ハーバード大学教授となった。

　ブルーナーは，知覚が社会的な要因に影響されること，具体的には価値や欲求によってモノの見え方が変わることを実験的に示し，社会的知覚研究で名を馳せることになる。10歳の子どもたちに実物のコインを見せたあとで，その大きさを描いてもらうと，子どもたちは一般に実物よりも大きな円を描いた。ただし，裕福でない家の子どもはより大きな円を描く。25セント硬貨の場合，裕福でない家の子は実物の1.5倍の円を描いたのに対し，裕福な家の子は1.2倍の円を描いたのである。この研究が公刊されたのが1947年であった。引き続き1949年に冒頭で紹介したパラダイムの研究が公刊された。この論文では新奇なものや常識的ではないものは，その通り知覚されず本人が持っているものの枠組み（パラダイム）がものの見え方を規定することを主張したものである。そして，1955年にはあるモノの意味は文脈と共にあるという研究が発表される。これはある文字がある文字として認識されるのには文脈が必要だということを示したものである。

　図2の図形をブルーナーらはブロークンBと呼んだ。そして，L，M，Y，Aというアルファベットの後でこの図形が提示された時には「B」と，

16，17，10，12という数字の後でこの図形が提示された時には「13」と読まれることを示したのである。

　これら3つの研究についてまとめると表3のようになる。これらの論文はいずれも，個人の意味づけ（meaning）に関するものであった。

　1956年，ブルーナーの同僚であるミラーによって有名な「マジカルナンバー7」の論文が発表された（Miller, 1956）。この論文は人間が瞬間的に記憶できる（短期記憶で保持できる）情報は7±2であるということを唱えた論文であり，心理学における認知革命の狼煙をあげたとされる。ブルーナーは1959年，教育方法の改善に関するウッズホール会議の議長となる。その成果は『教育の過程』として公刊された。そして1960年にはハーバード大学にミラーと共にハーバード認知研究センターを設立したのである。そして1960年代には，ピアジェ課題を用いた子どもの認知発達に関わる比較文化研究をジュネーヴ，ケンブリッジ，モスクワ，セネガル，メキシコに渡って行った。1972年には一転してハーバード大学からオックスフォード大学に移籍し，1975年には「共同注視（joint attention）」に関する研究を公刊した（Scaife & Bruner, 1975）。共同注視の発見は，その後の乳幼児発達研究，心の理論研究に大きな影響を与えた。しかし，1980年にはオックスフォード大学を退職してアメリカに舞い戻った。1983年にはイギリス滞在中の乳幼児言語獲得研究における成果をまとめた論文集『子どものお話（Child's Talk）』を公刊した（Bruner, 1983a）。そして，同年，自らの研究史を振り返って綴られた自伝を公刊した（Bruner, 1983b）。自伝を公刊したということは，イギリスでの研究を終えるにあたって，そ

表4　自伝刊行以降のブルーナーの著作（自伝含む）

年	タイトル
1983	*In Search of Mind: Essays in Autobiography*
	邦題『心を探して——ブルーナー自伝』
1986	*Actual Minds, Possible Worlds* →実際の様々な心，可能な諸世界
	邦題『可能世界の心理』
1990	*Acts of Meaning* →意味づけの諸行為
	邦題『意味の復権——フォークサイコロジーに向けて』
2002	*Making Stories: Law, Literature, Life* →物語を作ること：法律，文学，人生
	邦題『ストーリーの心理学——法・文学・生をむすぶ』

れなりに自身の研究の終焉が見えていたのではないか，あるいは，そうした覚悟があったのではないかと思われる。

　実はブルーナーが凄いのは，自伝を公刊してからさらに30年以上研究を続けたことである。表4に自伝刊行以降のブルーナーの著作をまとめた。

　ブルーナーは2016年，満100歳で天寿を全うした。

III　ナラティヴモードという思考の様式が可能にしたこと

1．ナラティヴ・ターン以降の着実な進展

　ブルーナー（1984，1985，1986）は，論理実証モードとナラティヴモードはお互いが他のモードに還元されないものであり，かといって対立的なものではなく相補的なものであるとしている（とはいえ17世紀の科学革命以降，論理実証モードに基づく学問が成功を収め，それゆえに優位性を保ってきたという事実はある）。ナラティヴ・ターンの主な動向を著書・論文でまとめてみたのが前出表2であり，こうした動向に影響を受けてさらなる発展を遂げたのが1990年代以降である。

　そもそも19世紀の半ば以降，ナラティヴ・モードを通じて研究や実践を推進する姿勢は広く人文学・社会科学のさまざまな分野にゆっくりとではあるが浸透しており，さらに医療などにも影響を与えてきた。具体的には，ナラティヴの「物語性」「多声性」「説明性」に着目するこうした認識は黒人歌謡研究からナラティヴを根拠とする医療

（Narrative Based Medicine）実践に至るまで，語りの力の再認識はさまざまなジャンルで展開していったのである。インド出身の哲学者ホミ・バーバはナラティヴを「権利」として捉える見方を主張した（Bhabha, 1990）。マイノリティがその生のあり方を主張する際の最小限で身近な武器となるのがナラティヴなのである。教育の領域においては，ナラティヴこそが学習者の変容を引き起こすとされ（Johnson & Golombek, 2011），ナラティヴを活用する教育が重視されるようになってきてさえいる。

　そして，前述のように人文学者のクレイスワース（1995）がこうしたさまざまな動向を「ナラティヴ・ターン」と呼ぶことによって（本人はナラティビスト・ターンと呼んだのだが），その潮流の名づけがなされ影響力が認識されるようになったのである。1990年代の半ばにはマクアダムス（McAdams, 1993）やアトキンソン（Atkinson, 1998）などの著作が発表されたが，それはいずれもブルーナーのナラティヴモード（ナラティヴの思考様式）を足場にして展開したものであった（横山，2019, p.106）。

　このほか，フランク（Frank, 1995）の『傷ついた物語の語り手：身体・病い・倫理（邦題同じ）』が1995年に，マクレオッドの『ナラティヴと心理療法（邦題：物語りとしての心理療法）』が1997

注3）この後，アメリカでは2000年代になってNarrative Medicine（物語医療学）とよばれるムーブメントが台頭することになる。

年，グリーンハルらの『ナラティヴに立脚した医療（邦題：ナラティブ・ベイスト・メディスン）』が 1998 年に発刊された[注3]。

2．今後の展開

ブルーナーは，情報を処理するのは機械が行うことであり，人間は意味づけを行いその前提には文化的な媒介項が存在するということを強調して文化心理学ということを述べていた。直線的な因果の連鎖だけが意味を決めるわけではなく，ビッグデータや AI の時代だからこそ，個別の人間がそれぞれの置かれた文脈・状況・社会・文化と相互交渉しながら行う意味づけに注目することも重要となる。

二度あることは三度ある

こうした表現のありようは，ナラティヴによる世界観の伝達に他ならない。自分や子どもに語り掛ける場合もあれば，他者と語り合って価値観を共有することもあれば，次世代の人たちに語り継ぐ場合もある。

三度目の正直

という表現もある。三度目の正直は二回の失敗を前提にしているから，二度あることは三度ある，ということ「だけ」になっても良いのであるが，これらのことわざ（言い伝え）の文章は論理実証モードではないので，どちらもありなのである。ナラティヴモードだからこそ，分岐や複線性を描けるとも言えるのかもしれない。また，起こりうるどちらの可能性に対しても対処可能なようなガイドをしているのかもしれない。

3．訳語の問題とナラティヴの可能性

蛇足ながら，ナラティヴは Narrative という語の音訳である。語りや物語（性）と訳すことがあるものの，日本語では Narrative の持つ豊かな意味を伝えられないとして，カタカナ語で表すことが現

在では主流である。訳語に限らず外国語の単語が一対一で日本語の単語に対応しないことはよくあることだが，私たちはこの現状に満足するわけにもいかない。私たちは江戸時代に『解体新書』を訳出した杉田玄白や明治時代に『心理学』を訳出した西周たちが作り出した訳語によって「母語で思考する」という大きな利益を得ているのであり，そうした役割も引き継いでいかなければならない。研究を通じて適切な学術用語を作りだそうとすることが重要であろう。そのためには Narrative という語そのものについての幅広い議論と，特定の学範（ディシプリン）に留まらない学術語（日本語）についての浩瀚な議論が必要になる[注4]。

これまでの学問的蓄積を背景にするなら，ナラティヴが意味するところは，意味のほつれによる修復や新しい意味の創出であり，時間順序を基盤にした物語によって知識を作っていくやり方である。そして，ナラティヴは個人の現実を和らいだ現実に変形することができる（森岡，2013）。ナラティヴ・アプローチは，いつ，どこで，誰が見ても同じ「物」がそこにあるという考えに与することなく，人々が生きて生活しているフィールドの文脈や状況，語りの相互行為による生成プロセスを重視する。また当事者の立場からの意味づけ（経験の組織化の仕方や意味づけの仕方）を重視する。

心理学に限らず多くの学問は普遍的な法則を打ち立てることが目的である。そこに意味づけという主観的な要因が媒介項として機能することが，同じ「物」に異なる意味づけが可能になる条件である。こうした媒介項の働きを認めることによって人間の行為を理解しようとする志向は広い意味

注4）この点については荒井（2014）の議論が参考になる。荒井（2014）は「Narrative」という語が，物語，語り，声というように訳されると指摘し，1）物語と訳される時には，複数の出来事が（単なる羅列ではなく）何らかの筋にそった話としてまとめられているということを強調しており，2）語りと訳される時には，個人がその経験を発言しているということを強調しており，3）声と訳される時には，支配的な意見や主張に（押しつぶされそうであるものの）抵抗しようとする意見や主張だという。

での文化心理学と呼ぶことができるのである。

4．ナラティヴと文化心理学

　このように，ナラティヴとそのモードがもつ根底的な潜在力について現時点では十分に認識されているとはいえないが，このことは弱点（弱み）ではなく，これからの研究において開拓すべき指針を示すものであり，むしろその潜在力を探る知的行為こそが重要であり，ナラティヴを人文学・社会科学の諸学の基礎の1つとして位置づけることこそが重要となる。

　人間のことを日本語では，ヒト，人，ひと，と書き分けることができる。カタカナのヒトは生命体としてのヒトを指し，漢字の人は社会を作り社会で生きる人を指し，ひらがなのひとは固有性をもって育っていくひとを指す。このように考える時，ヒトのあり方は自然科学・生命科学や論理実証モードに関係が深い，人のあり方は社会科学や組織・習慣・法の論理に関係が深い。そして，ひとのあり方は，時間と場所という文脈の上で意味を紡いでいくナラティヴのモードと結びつきが深いはずである。

　ブルーナーにとって文化は，身体性を持つ人間が，その生活する具体的な場の風土のもとで，ライフ（生命・生活・人生）を営むために必要なガイドのようなものである。そのガイドを打ち破るような状態が訪れた時，修復を可能にするのがナラティヴではあるまいか。

　すでに何度も述べたように，ブルーナーは文化心理学という領域を意識しており，横山（2019）によればその目的は平和の構築にあるのではないかという。理念としての平和，前提としての平和ではなく，構築していくものとしての平和な状態を目指す，というのが筆者の理解である。そのためにはお互いの立場や行為にどのような意味があるのかを意味づけ（meaning）していくことが重要になってくるはずである。

文　献

荒井浩道（2014）ナラティヴ・ソーシャルワーク―"〈支援〉しない支援"の方法．新泉社．

Atkinson, R.（1998）The Life Story Interview. SAGE.（塚田守訳（2006）私たちの中にある物語―人生のストーリーを書く意義と方法．ミネルヴァ書房．）

Bruner, J. S. & Goodman, C. C.（1947）Value and need as organizing factors in perception. Journal of Abnormal and Social Psychology, 42; 33–44.

Bruner, J. S. & Postman, L.（1949）On the Perception of Incongruity: A Paradigm. Journal of Personality, 18; 206-223.

Bruner, J. S. & Minturn, A. L.（1955）Perceptual identification and perceptual organization. Journal of General Psychology, 53; 21-28.

Bruner, J. S.（1984）Narrative and Paradigmatic Modes of Thought. Invited Address, Division 1, American Psychological Association, Tronto, August 25, 1984.

Bruner, J. S.（1985）Narrative and paradigmatic modes of thought. In: Eisner, E. W. (Ed.): Learning and Teaching the Ways of Knowing (84th Yearbook of the NSSE, Part II). Chicago; University of Chicago Press, pp.97-115.

Bruner, J. S.（1986）Actual Minds, Possible Worlds. Harvard University Press.（田中一彦訳（1998）可能世界の心理．みすず書房．）

Frank, A. W.（1995）The Wounded Storyteller: Body, Illness, and Ethics. Chicago; University of Chicago Press.（鈴木智之訳（2002）傷ついた物語の語り手：身体・病い・倫理．ゆみる出版．）

Fisher, W. R.（1984）Narration as a human communication paradigm: The case of public moral argument. Communication Monographs, 51(1); 1-22.

Gergen, K. & Gergen, M.（1986）Narrative form and the construction of psychological science. In: Sarbin, T. R. (Ed.) Narrative Psychology: The Storied Nature of Human Conduct. New York; Praeger.

James, W.（1878）Brute and Human Intellect. Journal of Speculative Philosophy, 12 (3); 236-276.

Jastrow, J.（1900）Fact and Fable in Psychology. Houghton; Mifflin and Company.

Johnson, K. E. & Golombek, P. R.（2011）The transformative power of narrative in second language teacher education. TESOL Quarterly, 4; 486-509.

Kleinman, A.（1988）The Illness Narratives: Suffering, Healing, and the Human Condition. Basic Books.（江口重幸・五木田紳・上野豪訳（1996）病いの語り―慢性の病いをめぐる臨床人類学．誠信書房．）

Kreiswirth, M.（1995）Tell me a story: The narrativist turn in the human sciences. In: Kreiswirth, M. & Carmichael, T. (Eds.): Constructive Criticism: The Human Sciences in the Age of Theory. University of Toronto Press, pp.61-87.

Kuhn, T. S.（1962）The Structure of Scientific Revolutions. Chicago; University of Chicago Press.（中山茂訳（1971）科学革命の構造．みすず書房．）

McAdams, D. P.（1985）Power, Intimacy, and the Life

Story. Dorsey Press.

McAdams, D. P.（1993）The Stories We Live by: Personal Myths and the Making of the Self. Guilford Publications.

McLeod, J.（1997）Narrative and Psychotherapy. SAGE Publications.

Miller, G. A.（1956）The magical number seven, plus or minus two: Some limits on our capacity for processing information. Psychological Review, 63; 81-97.

Mishcel, W.（1968）Personality and Assessment. New York; Wiley.（詫摩武俊監訳（1992）パーソナリティの理論―状況主義的アプローチ．誠信書房．）

森岡正芳（2013）ナラティヴとは．In：やまだようこ・麻生武・サトウタツヤ・秋田喜代美・能智正博・矢守克也編：質的心理学ハンドブック．新曜社．

小木曽由佳（2014）ユングとジェイムズ．創元社．

Polkinghorne, D. E.（1988）Narrative Knowing and the Human Sciences. The University of Chicago Press.

Sarbin, T. R. (Ed.)（1986）Narrative Psychology: The Storied Nature of Human Conduct. New York; Praeger.

サトウタツヤ（2018）ナラティブの意義と可能性．言語文化教育研究，16; 2-11.

サトウタツヤ（2020）臨床心理学史．東大出版会（印刷中）．

サトウタツヤ・高砂美樹編著（2003）流れを読む心理学史．有斐閣．

Thorndike, E. L.(1918)The nature, purposes, and general methods of measurement of educational products. In: Courtis, S. A. (Ed.): The Measurement of Educational Products (17th Yearbook of the National Society for the Study of Education, Pt. 2). Bloomington; Public School, pp.16-24.

Tarver, E. C. & Sullivan, S. (Eds.)（2015）Feminist Interpretations of William James. The Pennsylvania State University Press.

やまだようこ（2006）質的心理学とナラティヴ研究の基礎概念―ナラティヴ・ターンと物語的自己．心理学評論，49; 436-463.

横山草介（2019）ブルーナーの方法．渓水社．

心の科学とナラティヴ・プラクティス：§2 臨床におけるナラティヴ

ナラティヴの一次過程と二次過程

森岡正芳 *

* 立命館大学総合心理学部

Ⅰ はじめに

心理支援は多様な広がりを見せている。多職種連携と当事者家族の多様なニーズに即した公共性のある支援が求められる。一方で，標準化された枠組みをもとにした支援が優先され，対象者に適用するという観点が，ともすると忍び込む。支援の場では，当事者といっしょに動く生活の場で，一人一人の生きる姿が強く印象に残り驚くことがある。彼らはけっして，特定の方法によって支援を受ける「対象者」ではない。標準化された支援の枠組みによる対象者への適用という観点から捨象されやすいのは，病いや障害，災難といった体験の個人的意味である。現場において，出来事の個人的意味を探求し支援の道筋を立てる観点の一つに，ナラティヴアプローチがある。ナラティヴとは出来事と出来事の選択と筋立てによって体験の意味を伝える言語形式である。自分の身に起きた出来事をまとまった体験として語り，その意味を他者と共有することによって心に収める力，すなわち物語る力（narrative competency）が，対人援助のさまざまな場面で当事者の自己回復を支え，専門職の側においても，臨床場面での聴取の基盤となることがわかってきた。

他者を聞き手として過去の出来事を現在において再構成すると，その意味が新たに確認される。受け入れがたい出来事も，個人の体験世界に位置づけられ，過去とのつながりを生むことの支えはたしかに大きい。一方，体験をまとめ定着するには言葉の働きが欠かせないが，ナラティヴはうっかりすると言語化に偏り，支援場面での抽出物，テキスト化されたものをもとに，臨床的アプローチの是非を問うことになりがちである。

小論では，ナラティヴを現場で導入するにあたって忘れかけていたことすなわち，ナラティヴが生じる手前でそれを支えているものは何か。どのようなプロセスがそこで生じているか。ナラティヴを生み出す基盤について焦点を当て，検討を試みたい。

Ⅱ 一次過程の世界

1. 言語コミュニケーションの同時的次元

支援の場での実際のやりとりで起きていることをよく見ると，同時にいろいろな動きが含まれている。出来事の意味を紡ぐ局面において，抽出された語りは，支援場面で生じていることのごく一部である。言語コミュニケーションの同時的次元については，セラピストたちの臨床的聴取の要点が手掛かりになる。クライエントの発話について，意味内容と同時に音声的側面に注意を向ける。Kohut（1978）はそれを，一次過程を聴く耳と表現している。「分析家は患者のコミュニケーションの一次過程の部分に心を開くように試みるべきだ」。それは患者の声の音の部分，言葉の音楽の部分のことをさしている。Kohut は詩や音楽の聴取を一次的聴取過程と二次的聴取過程に分けた。詩では言語的な二次過程の層（内容）と音楽的な一次過程の層（リズム，韻）の関係であり，音楽で

は音調（tone）とリズムの関係が二次と一次に対応する。この関係をアナロジーとして用いると，言葉の伝達可能な意味の水準は二次過程であり，発話にはつねに一次過程の水準が潜在する。

同様に，Sullivan（1954）は「精神医学的面接とはすぐれて音声的（vocal）なコミュニケーションの場である」と述べる。けっして「言語的」（verbal）ではないという点を強調している。言語にともなう音が伝えるものは雄弁である。聴覚をみがくことの重要性を指摘しながら Sullivan は「人間が心底から本当に言いたいことの手がかりはたいてい耳経由で届くものだ」と述べている。会話が交わされる場面を微視的に観察すると，音声コミュニケーションは相当複雑なプロセスであることがわかる。次のような記述に注目したい（Sullivan, 1953；邦訳 pp.128-129）。

　「皆さんに注目しておいていただきたいのは，当面の音声コミュニケーション過程のもつ複雑なパターンのことです。音声といっても音を発することと，音を受け取ることとがあり，過去の音声の記憶と未来の音声の予想とがあり，言語的なものとただの声とがあります。これらのパターンが皆さんのなかでこの瞬間，効果的に働いているか，部分的には無効であるか，全然だめであるかということをちょっと考えてみていただきたい」

Sullivan は講義の場で，聞き手に注意を促す。言葉を発しているその現在，言葉が教室と聴講者たちを含む環境のなかでどのような効果を生むのかという点である。

　「あと，現在を構成する座標軸としては他にただ，私の内臓筋および骨格筋の状態をあげるだけにとどめたいと思います。これらの筋の状態は，現在の場に私がどの程度満足しどの程度不満であるか，今日のこの講義のすでにすませた部分とこれからの部分とに私がどの程度満足し，どの程度不満であるか，また，この連続講義のうちすでに済ませた回の講義，これから予定している回の講義について，さらには今日の講義の前後の事柄について，私がどの程度満足し，どの程度不満であるか，などと関係しています」

講義という行為とその状況が講義の意味内容を支える，その部分を言葉にすればこのような試みになる。まず，語り手が自分の欲求の充足と不満，それにともなう筋感覚の変化にも注意を払っていることに注目したい。言葉の音声的な相において，身体性と根っこでつながっている。

今この瞬間に，語り手は記憶をたどり，かつての類似の場面を想起し，今ここにいる環境場での応答や自己の生体内部での筋肉感覚の変化などを同時に感受している。しかもバラバラではなく，あるパターンとして受け取っている。このパターンは言葉の音声的な相から把握され，その編み目のなかで，意味の運動が生じる。会話はそのような場を作り広げていく働きをする。会話は，発話者がはじめから確固として意味を把握して，それを言葉にして伝達しているものではない。Sullivan が以上のようにあえて言葉にしてみた事柄は，まだ「すべて私という生体の今の瞬間の状態から抽出される項目の一部である」（Sullivan, 1953；邦訳 p.129）にすぎないというのである。意識と体験の流れに言葉は追い付かない。意識と体験の内容を言葉で言い表せる部分は知れている。

2．ナラティヴの一次過程

ナラティヴも一つの言語形式である。そこに，一次過程と二次過程を区別することが可能だろう。語り手が自分の身に起きた出来事を選択配列し，筋立てることによって体験の意味を伝え，その意味を他者と共有するプロセスとして，ナラティヴの二次過程ととらえよう。そして，語る行為において出来事を選択配列し，筋立てる働きを維持し支える，言語化の手前の，前反省的な次元で生じているプロセスをナラティヴの一次過程とさしあたってとらえておこう。

このプロセスをとらえるにあたって，コミュニケーションの身体性すなわち，身振り，表情，姿勢に注目するのは自然な話である。語られたことから，そのうちで働き，隠れている動き，身振りつまり語るという行為へと遡行することによって，概念化の手前の感情体験に接近できるだろう。河

合（1998）は物語と心理療法の関連について，物語が「腑に落ちる」ということを強調している。論理的説明はそれがいくら正しくても，心に残らないことが往々にしてある。クライエントが「うん」と腑に落ちたときは後に続く。「その人が腑に落ちてもらうために自分で物語を発見していただく，それを助けるのが私の職業である」。このように河合は述べる。腑に落ちるのは概念化の前の働きである。この「うん」が，人が変化を起こす納得を引き起こす。

　ここで課題としたいのは，出来事を意味あるものとして受け取る素地に関わることである。筆者はかつて，生気性（vitality）という概念に着目し，感覚素材が分節化して示される以前に準備される「体験の下地」について検討した（森岡，2005）。それはまさに赤ちゃんが体験している世界に入り込むことになる。

3．生気性の感情

　生気性の感情（vitality affect）とは，Stern（1985）が乳児の体験世界の直接観察を通して明らかにしたものである。通常の感情カテゴリー（たとえば喜び，悲しみ，恐れなど）には分類できないが，生きることの一瞬一瞬に伴う基底的感情である。養育者によって繰り返される赤ちゃんへの世話（赤ちゃんをどのように抱き上げるか，オムツをあてるか，おっぱいをあげるときの体の位置など）は，赤ちゃんにとって体験の底に静かに流れる下地のようなものを形成するであろう。同時に身体の動きや生理的欲求（息をする，おなかがすく，排泄する，眠りにつく，眠りから覚める）を感じ，養育環境によって満たされる日々の営みに伴って，赤ちゃんは内面で感じられる「感情の形」（form of feeling）を形成していく。

　赤ちゃんの体験世界は，生気性の感情のなかに浸されているととらえることができる。思考や感情や行為に伴って生じる「ほとばしり」，「向かってくる勢い」といった情感が例としてあげられる。生気性の感覚や情動は，いわゆる情緒の交流の基盤をなすものである。それらは人生の初期において直接に感じられるものであるが，後に心的生活の背景に退き，個々の思考や認知，感情，コミュニケーションや行為につねに伴いつつも埋め込まれたものとなる。

　対人援助の場で重視すべきなのはこのような生気性の感覚感情を基盤とした交流であろう。これによって世界，環境に対する安心，信頼感や，体験の持続感を形成する。出来事を受け取り，意味化する素地となるが，成人には前意識的なレベルにとどまり，通常は感知されない。人は世界を対象化し客観的にとらえる手前に，感覚感情の音調に満ちた世界に入り込んでいる。生気性の感情は子どもの時期に優勢であって，大人になるにつれて意識の背後にしりぞく。

4．感覚体験モード

　体験を構成する単位である出来事は，記憶内容として，多様な感覚素材によって成り立つ。日々の生活の中で人はそれらの素材をたがいに照合し，つなぐ営みを繰り返している。Schachtel（1959）は成人期の記憶カテゴリーが，幼児期のそれとはまったく異なることを指摘する。成人期の記憶はたとえていえば，人生の交通標識のある道路のようなものである。途中の風景はカットされやすい。私たちが覚えているのは真に体験された出来事そのものではなく，出来事が起きたという事実のみである。交通標識が示すのは人生の真実の瞬間ではなく，ステレオタイプな，線条に描かれた人生の路程表である。それは所属する集団社会によっておおまかに支持されているものである。

　幼児期の場合，生き生きとした体験の質がまず始めにある。しかし後の人生における記憶図式とマッチしないため幼児期健忘が生じるとSchachtelは考える。感覚モードの発達も幼児期は近感覚が優位である。遠感覚は順序としてその後である。遠感覚のモードが優位になるという有機体内の移行が生じると，それ以前の体験を想起することが困難になってくる。この移行は知覚体験様式全体を変えてしまう。

　幼児期と成人期の感覚体験モードが根本的に違

っている。体験の質が異なる。幼児期において通常に感知されていた体験の質を損なうことなく意識につなぐことは，Gendlin（1986）がフォーカシングすなわち，体験過程への直接の照合という形で実践しているが，種々のセラピーの効果を生み出す原動力であろう。ナラティヴが自己の回復や再構成に何らかの形で寄与するのは，ナラティヴを遂行することが，そのような体験の質に触れるときがあるからであろう。

5．語りと行動の間に開かれる可能性のゾーン

養育者は赤ちゃんが，話がわかっている，話せる存在として応答する文脈を生活の中で作っている。赤ちゃんの表情を見ては，「おなかがすいたね」とか，「眠いの」とか，日々の生活の中でくりかえし養育者は話しかける。養育者は言葉で，赤ちゃんは表情や声や身振りで応答する。一つの見方では，赤ちゃんはその時点で言語は獲得していない。にもかかわらず，養育者は言葉かけを繰り返す。そのときの養育者の言葉は，振る舞いとして赤ちゃんと同じ次元で交流している。養育者はこの振る舞いを通して，この子が先に言葉で話すであろうということを，可能性として読み込んだうえで言葉をかけている。そこに可能性のゾーンすなわち，赤ちゃんの今と，言葉を話す近い未来との間そして，語りと行動の間に新たな時空が開かれる。

このように養育関係のなかで日々作られていくゾーンが実は，子どもの発達を促進している。「子どもが遊びを通して，『受ける』と『行う』との相互作用を組織してやると，（大人はその手伝いをする）流れてしまう経験を一つの経験として包括し，表現することができるようになる」（中川，1984）。このようなやり取りを通して，子どもの行動が意味領域を獲得する。自分の行動に周りの人々の語りが随伴する。行動と語りは，互いに独立した次元のものである。行動の世界と言葉の世界という独立した系列の活動は，語りかけと応答を通じてつなぎ止められる。このプロセスそれ自体を，子どもは内面化する。動きが意味領域を獲得してい

くといえる。行為とその結果とが認知プロセスとして結びつけられる。

Ⅲ　統覚について

1．TATにおける統覚

「ある状況の中で言うことと行うことの間には，了解された標準的な関係がある。この関係が互いに生活の場の過ごし方を支えている。言うことと行うことの間には解釈，意味づけ関連付けが成り立つ。私たちが生活や自己をどのように構成するかは，この意味構成過程の結果である」。Arendt（1978）がこのように述べることは，まさにナラティヴの一次過程に関わることであり，以上のような心の発達過程を通じて，基礎づけられる。さてここで，ナラティヴの二次過程すなわち，出来事の選択と配列による筋立ては，一次過程を基盤にどのように成り立つのかを検討しなければならない。これについて，ナラティヴ形式を応用した投影検査すなわち，TAT（Thematic Apperception Test）を手掛かりとしたい。

TATは物語作成を目指すものである。かつて，ナラティヴ基盤の心理学として，創始者Murrayに立ち戻り，物語と時間構成に関わる源泉をたどった（田淵・森岡，2013）。TATはかつて「主題統覚検査」と訳されたように，統覚という言葉が入っている。TATにおける統覚（Apperception）とは何だろう。以前から気になっていた。心理学の歴史では，James, W.にさかのぼり，哲学ではKant, I.を淵源とする言葉である。Herbart, J. F.を経由してFreud, S.に流れ，またPiaget, J.が発生的認識論の理論化にあたって触発された言葉である。統覚を生得的な図式として捉えられるかどうかは，心の成り立ちに関わる深い課題でもある。

TATでは，それぞれの図版をもとに，過去現在未来を含む物語を語ってもらう課題が与えられる。「今どういう状況で，これまで何があって，これからどうなるかということを一つの簡単なお話にして話してください」という教示に従って，物語を作成する課題である。たとえば，第1図版に対して「少年がバイオリンを前にして悩んでいます」

と答えただけでは，教示を満たしたことにはならない。「少年がバイオリンを前にして悩んでいます。というのも，お父さんに買ってもらった大切なバイオリンを，うっかり落として壊してしまったからです。そのことをお父さんに打ち明けるかしばらく悩みましたが，最後は思いきって打ち明け，許してもらうことができました」。このように，主人公の現在の状況だけでなく，過去（お父さんにバイオリンを買ってもらったこと，そのバイオリンをうっかり落として壊してしまったこと）や未来（しばらく悩んで過ごすこと，その後お父さんに正直に打ち明けること，そして許してもらったこと）の出来事も描かれている。TATの課題は，出来事が複数作られ，それらが相互に関係づけられ，前後の方向性を持った時間の流れと意味生成の作業である（以上，楠本［2015］の例示による）。

　複数の出来事のイメージと継起（succession）をとらえ，言語的に構成する作業がここにある。ナラティヴは複数の出来事の選択と配列を基本とする構造を持つ。「物語は過去をふりかえることによって現在と対比し，過去と現在をつなぐ形式を必然的に取る」（森岡，2002）。外界から受け取る印象の継起は，前後関係を生じる。出来事と出来事が編成されひとまとまりの体験として構成されるのは，前後関係の区別にもとづく。出来事の前後関係は，原因結果の関係に置き換えられ筋立てられる。そこに物語的時間が流れる。

　Murrayの後を継ぎ，TAT研究を展開したBellak（1954）は統覚を，「知覚したものについての生命体の意味ある解釈」ととらえている。この解釈に影響を与えるのは，個人が体験してきた記憶の蓄積である。人は生命体として，外部から多様な刺激を被っている。それらの内，感覚器官によって受け取った素材は，それだけでは受容者にとって意味あるものとはならない。一瞬覚えてはいても，ほとんどは記憶には残らず消えてしまう。感覚知覚素材を私たちは意味あるものに編成している。今ここで人が感覚を通して受け取っているものは，すでに，個人の過去の体験の残留物（residum）

によって同化され，変形を受ける。新奇なものも，体験の中に位置取りを得ることによって，まとめられる。統覚とはこのような働きである。すると，今ここで人が受け取っている感覚素材は，以前に見聞きした記憶の痕跡によって，予測され組織されていることになる。人が何かを意味あるものと捉えるとき，対象をそのままに受け取っているのではない。これを統覚的歪曲とBellakは名づける。TATはまさにその歪曲のしかたをとらえることによって，パーソナリティ特徴をとらえるものだ。また歪曲によって，ネガティブな出来事に対処し，自己の一貫性を維持することも可能となる。

2．時間構成のナラティヴ

　Sullivan（1953）はその講義の中で，「過去・現在・未来の含蓄は私の頭の中でちゃんと形式のととのったことばの形になっているわけではありません。むしろそれは私に何かしら緊張を強いる要素として私の中に存在しつづけてきたのです」と述べる。心的体験としては，時間系列は圧縮して，順序関係がなく，ある緊張をはらんでいる。

　出来事の継起，接続，移行を維持するのが統覚であり，時間を構成する働きである。いうまでもなくナラティヴの働きは統覚を基盤にする。ナラティヴは，「単なる知覚記憶をレシ（物語）の記憶に変換すること」（Janet, 1928）である。感覚素材を体験へとまとめあげる統覚の働きは，時間をどのように成り立たせるのだろうか。これは観念的な問いではなく，臨床実践上，切実な問いでもある。もし，統覚の働きにほころびが生じた場合，今ここで生じていることを意味のまとまりとして捉えにくくなる。発達障害当事者として綾屋は，自らの内部感覚を「感覚から行動へのまとめあげがゆっくりで丁寧」な状態であると述べ，「意味づけが未だなされない感覚は，過敏にも，鈍麻にもなる」という（綾屋・熊谷 2008）。これは，統覚が働きにくい状態を表しているとみることが可能だろう。「学校のチャイムが始まりなのか終わりなのかよくわからん」とこぼす，かつてお目にかかっ

た小学生の話を思い出す。時間の区切りの感覚が，ピンとこない。時間が進むというより，止まったままの体験世界のようだ。

　時間構成に関わる統覚の働きは区切りを入れること，それによって次につなぐという二つの働きに分けることができる。この継起・接続・移行関係は，選択された個々の出来事のイメージだけでは可視化できないが，出来事のイメージを生きた経験（lived experience）にできるかどうかを決定するものとなる。「われわれはこの関係を，「まずＡが，次にＢが」と心の中で言いながら，それを再び生きるのであり，いわばそれを再び創造するのである(中略)。われわれは生きた継起を常に手元にもっており，しかもそれを遊離した具体的関係としてではなく，思いのままに反復することのできる関係としてもっている」（Minkowski, 1933；邦訳，p.140）。

　この継起・接続・移行関係は，ナラティヴの筋；プロットを支える緊張（Ricoeur, 1975）といいかえられる。出来事そのものにあらかじめ固定した意味があるのではない。出来事と出来事の移行部分に意味が生まれる。そして，出来事と出来事をつなぎ，語りを構成する緊張は，語り手の遂行とそれを支える聞き手の積極的な関与が欠かせない。それによって出来事間の持続が生じる。この局面でナラティヴは，生命体が自らの生に欠かせない緊張の維持に匹敵する。

Ⅳ　ナラティヴの一次過程と支援の実際

　以上の議論が実践において，どのような示唆を与えるだろうか。少しふれておきたい。

　支援の実際においては，ナラティヴが生じる手前，すなわちナラティヴの一次過程が重要である。過去の出来事を現在において再構成すると，その意味が新たに確認され，それが支援につながることを基本に，ナラティヴの支援におけるアプローチが展開してきたが，ややもすると意味づけを急ぎ，あたかも固定したテキストを作り出すようなナラティヴ行為には限界がある。

　それを越える手がかりの一つは，個人史のたど

り方にあろう。個人のライフストーリーを聴く場面で，過去は現在との交流において新たな意味を獲得するという観点がナラティヴによって導入される。現在においてたえず過去も変化する。このことから，過去に信頼をおけず，生きにくさを抱えている人たちに向き合うとき，現在の環境と関係をまずは安定させることが優先される。過去とのつながりが信頼のおけるものとなっているときにのみ，未来は信頼のおけるものとなる。

　山本（2016）が聞き取った発達障害当事者たちのナラティヴには，「自分にはどうしようもない。ありえないことが起きてしまう」「確実なことがない」という言葉が数多い。予期せぬ出来事にたいして，いたずらに動揺してしまう。パニックにならず，何とかなるのはナラティヴの一次過程，すなわち出来事を受け取る体験の下地が耕されていることが前提である。

　支援者はその安定をはかったうえで，ナラティヴとしてまとまったストーリーを得る前の状態を保持しそこにとどまりたい。未決定，不確定さから意味が生まれてくる瞬間を共有する。Andersonと Goolishan（1992）のいう「無知の姿勢」とは，このような保留状態を指すのだろう。よくみると人はそれぞれ，多様な不確定状況を引き受けている。

　ナラティヴでもストーリーでもない定まらない状態，ナラティヴ以前の発話に時間構造を与えると，不安定な状況が変化する。時間構造を与える働きとは体験の流れに，出来事の区切りを入れることである。それが次の出来事に接続する。次の出来事がどのように現実化するかについて，その接続推移部分が重要である。このような生きた時間を生み出す心の働きを，Janet（1928）は「現在を現在として現実化する機能」と名づけた。出来事と出来事の継起には情動の動きが伴い，空想が働く。精神分析では，出来事の接続，継起を作り出すところに無意識の欲望を読み取る。分析的解釈の勘所であろう。

　出来事の未完了の部分は他の多くのものごとと交叉する可能性をもつ。その可能性を活かす意味

の行為の産物としてナラティヴがある。その遂行が語り手聞き手の内感を耕し，体験の空間を広げる。未決定の状態にとどまっていると，自己内に対話が芽生え，自己を観察する温かい観察主体が育つ。

V むすびに

心理社会的実践の場でのナラティヴには，新たな現実を生み出し，構築する力とともに，その現実を受容する力の両方が含まれる。前者が強調されやすいが，その場の状況や環境に豊かに反応し，その色合いになじみこむというおそらくは幼少期に，自然に発揮していた後者の力を忘れたくない。個人のライフストーリーの中に位置づけられないような記憶断片や，おぼろげな感情は残りながら表象イメージとしては,はっきりしないものが,個人が語る体験の中に沈潜している。受容する力は，言語以前のこの領域に身を置く力である。目標と方法が直結することに躍起になっている支援現場の時代性の中，忘れかけた記憶や空想イメージとしてときどき浮上するものに関心を向けかえよう。これは迂遠な話であろうか。拙論で論じてきたナラティヴの一次過程とは，おそらく目覚めた意識が途切れたときやうっすらした時に感受されるもので，この持続部分は眠りの中でもとどまることなく働いているものだろう。現場での貧血を防ぐため，この母胎にときには還流しておきたい。

文　献

Anderson, H. & Goolishan, H.（1992）The client is the expert: Not-knowing approach to therapy. In: McNamee, S. & Gergen, K. J.（eds.）: Therapy as Social Construction. London; Sage, pp.25-39.（野口裕二・野村直樹訳（2001/2014）ナラティヴ・セラピー．遠見書房.）

Arendt, H.（1978）The Life of the Mind vol. 1. Thinking. New York; Harcourt Brace and Company.（佐藤和夫訳（1994）精神の生活（上）思考．岩波書店.）

綾屋紗月・熊谷晋一郎（2008）発達障害当事者研究―ゆっくりていねいにつながりたい．医学書院.

Bellak, L.（1954）The Thematic Apperception Test and the Children's Apperception Test in Clinical Use. New York; Grune & Stratton.

Gendlin, E. T.（1986）Let Your Body Interpret Your Dreams. Illinois;　Chiron.（村山正治訳（1988）夢とフォーカシング．福村出版.）

Janet, P.（1928）L'Evolution de la Memoire et de la Notion du Temps. Paris; Chahine.

河合隼雄（1998）物語と現代．創造の世界, 106; 28-43.

Kohut, H.（1978）Observation on the Psychological Functions of Music. In: Ornstein, P. H.（eds.）: The Search for the Self. Selected Writings of Heintz Ko-hut: 1950-1978, Vol.1. New York; International University Press.（伊藤恍嗣訳（1987）コフート入門．岩崎学術出版社.）

楠本和歌子（2015）心理テストとナラティヴ① TAT を手がかりに．In：森岡正芳編著：臨床ナラティヴアプローチ．ミネルヴァ書房，pp.249-264.

Minkowski, E.（1933）Le temps vécu. Études phénoménologiques et psychopathologiques. Paris; Presses Universitaires de France.（中江育生訳（1972）生きられる時間 1．現象学的・精神病理学的研究．みすず書房.）

森岡正芳（2002）物語としての面接―ミメーシスと自己の変容．新曜社.

森岡正芳（2005）うつし―臨床の詩学．みすず書房.

中川作一（1984）目と絵の社会心理学．法政大学出版局.

Ricoeur, P.（1975）La métaphore vive. Paris; Le Seuil.（久米博訳（1984）生きた隠喩．岩波書店.）

Schachtel, E. G.（1959/1984）Metamorphosis. New York; Da Capo Press.

Stern, D. N.（1985）The Interpersonal World of the Infant. New York; Basic Books.（小此木啓吾・丸田俊彦監訳（1991）乳児の対人世界―臨床編．岩崎学術出版社.）

Sullivan, H. S.（1953）Conceptions of Modern Psychiatry. New York; Norton.（中井久夫・山口隆訳（1976）現代精神医学の概念．みすず書房.）

Sullivan, H. S.（1954）The Psychiatric Interview. New York; Norton.（中井久夫ほか訳（1986）精神医学的面接．みすず書房.）

田淵和歌子・森岡正芳（2013）物語としての TAT．N：ナラティヴとケア，4; 54-59.

山本智子（2016）発達障害がある人のナラティヴを聴く：「あなた」の物語から学ぶ私たちのあり方．ミネルヴァ書房.

心の科学とナラティヴ・プラクティス：§2　臨床におけるナラティヴ

「障がいの語り」を読む

能智正博 *
* 東京大学大学院教育学研究科

Ⅰ　はじめに

障がいをもたれている方を単に医療的な援助の対象とみなすのではなく，心理・社会面も含めたきめ細かな支援が利用できるシステムを作っていくことの必要性は，近年では広く認識されている。心理職においても，障がいをもつ個人のニーズや体験の理解はその活動に欠かせないであろう（大六・山中，2019）。そうしたニーズや体験にアプローチするための切り口の1つが，彼らの語るナラティヴに注目することである。ナラティヴが個人の生きる意味の世界の構築に関係しているとしたら，それを通じて彼らの抱える困難や悩みについての知見を得て，そこから支援のヒントをつかむことは十分可能であろう。実際，障がいをもつ方々の語りの聞き取りから彼らの自己ナラティヴを探索し，臨床実践につなげていこうとする研究も，最近では決してまれではない（例えば，柴﨑，2017）。

ただ，障がいをもつ方々のナラティヴ，すなわち「障がいの語り」をとらえることは，「病いの語り」（Klineman, 1988/1996）を理解する以上に難しい場合がある。特に言語障がいや知的障がいのためにコミュニケーションが限定されている場合，その背後に「障がいの語り」を想定できず，ときに相手の心や内面の存在すら疑わしく感じるかもしれない。極端な事例が，2016年に起こった相模原障害者殺傷事件であろう。その容疑者が，「コミュニケーションができない心失者」には「生き

る価値がない」として自らの行為を正当化したことを，忘れるべきではない（阿部，2019）。そこで本稿では，脳損傷による言語障がいをもつ方に焦点をあてながら，「障がいの語り」を読むことの意味とそのための方法について考えてみたい。

Ⅱ　ナラティヴの複数性と身体への注目

個々の言語表出を越えた「障がいの語り」を想定しそれを読み解こうとする際に，手がかりとなるのは自発的に語られる明確な言葉だけではない。音声言語は対人的なコミュニケーションの一部にしかすぎず，例えばGoffman（1959/1974）によれば，日常の相互行為において行き交う情報には，発信者が意図して呈示する情報（Information given）と本人の意図を超えて漏れ出してくる情報（Information given off）があるという。後者に含まれるのは例えば，声のトーンや大きさ，視線，姿勢，服装，髪型などさまざまなパラ言語／非言語情報である。

個人の自己ナラティヴにおいても類似の議論はすでに行われてきた。たとえば，Bambergと Georgakopoulou（2008）は，「自分はこういう人間だ」と言葉で意図的・明示的に語られる「ビッグ・ストーリー」だけがその人のアイデンティティを示すものではないことを指摘した。人は他者との対話のなかで絶えず言葉の端々や非言語的表現を通じて間接的に自己を表出しており，彼らはそれを「スモール・ストーリー」と呼ぶ。例えばBambergらは，ある少年が女の子のことで仲間に

からかわれた返答として「それは俺じゃねえ」と人気レゲエ歌手の歌真似をするやりとりに，少年のスモール・ストーリーを見る。少年はそこで，歌の歌詞に登場する主人公に自らを重ね，異性に対するアンビバレントな姿勢を示すナラティヴを間接的に表出しているのだ。

「障がいの語り」にアプローチしようとするときに忘れてはならないのは，特定の個人を対象にするにしても複数ありうるし，理解のためのチャンネルも1つだけではないという点である。何らかの障がいのためにその対象者の言語的な表出やコミュニケーションが制限されていたとしても，口頭の言語以外にも多様な情報が常に表出されている。そうした多様な情報から「障がいの語り」を再構成するのはそれほど簡単ではないが，少なくとも，そういう読み取りをしようとして向き合うこと自体が，障がいをもつ人との共生を志向する態度につながるだろう（Biklen, 1993）。

上に述べたように，ナラティヴを背後に予想させるものの1つとして，個人の身体において現れる非言語的な表出がある。従来のフィールドワークにおいても，対象者の身体表現を観察してそれをデータとすることは珍しくなかった。例えば佐藤（1984）は，暴走族の典型的なポーズを捉えて分類し，その意味を考察している。個人のナラティヴを考える上でも，身体的な表出のビジュアルな特徴を検討していくことの意味は近年ますます注目されていると言ってよい。例えば木戸（2018）は，化粧をナラティヴとして捉え，自己−他者関係における自己イメージの生成の行為として分析することを提唱している。それを拡張して考えれば，服装，表情，ふるまいなどからその人のナラティヴを捉えていくことも可能であろう。

それらの特徴を見ていくための素材の1つが，日常的に撮影されるスナップ写真である。現代はスマートフォンの普及で誰でも手軽に写真撮影でき，膨大な数の静止画像が蓄積されている。そこに記録されているのは単に，その人がたまたまある時ある場所で示した一時的な身体の形象ではない。Batchen（2004）によると，スナップ写真は被写体が環境に対してどのように適応しているか，あるいは適応したいと考えているかを示すものであるという。そこには，被写体の撮影当時における周囲との関係の認識を——もっと言えばナラティヴを——推測するさまざまな手がかりが含まれているのである。

Ⅲ　静止画像から「障がいの語り」へ

筆者はかつてスナップ写真を用いて障がいをもつ個人のナラティヴを探る試みを行ったことがある（能智，2006a）。研究協力者は45歳のときに脳卒中を患った男性（夏川さん：仮名）である。その結果，言葉の聴き取りに比して言葉の表出が困難なタイプの失語症が残り，発症後13年の調査時点でも，挨拶と片言の発話ができる程度にしか回復していなかった。通い始めた地域の福祉作業所では，紙すき葉書作りやクッキー作りなどに従事していた。研究にあたって私は，その作業所に保存されていた開設以来のスナップ写真に着目し，夏川さんが写っている300枚ほどを分析対象とした。また，それだけでは個々の写真が撮られた文脈など不明確なところも多かったため，作業所の職員や夏川さんの奥様からも話を伺って補足情報とした。

分析の順序としては，まず取り出されたスナップ写真を撮影された順に整理し，1枚1枚の写真について補足情報も参考にしながら「覚書」をつくった。そこには，その場の状況や撮影者に対する夏川さんの感情や認知が現れていると思われる箇所を，文脈も込みで取り出して書き込んだ。例えば，図1にある2枚の写真は，左が作業所に通所を始めた1年目，右が4年目の写真である。すぐ後でも述べるが，夏川さんの表情，視線，姿勢，仕草，服装，周りの人との距離等，さまざまな面での違いが見て取れるだろう。これらの特性は，年を追って質的に，また量的にも変化していることが示された。

そうした変化から考察されたのが，作業所という場と夏川さんの関係の変容過程だった。その時期を便宜的に，「未知の場の手探りの時期」，「人間

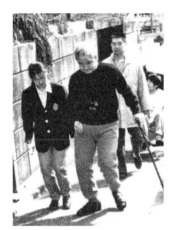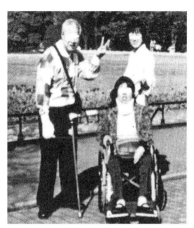

図1　夏川さんのスナップ写真の例：左が作業所利用開始後1年目，右が4年目（能智，2006より）

関係の場の発見の時期」，「作業所を停泊地とみなす時期」，「作業所の構成員としての自覚の時期」に分けて，それぞれの時期における夏川さんの行動特徴，関係していると思われる周りの態度や環境の変化などをまとめた。例えば図1の左の写真は，「未知の場の手探りの時期」の1枚になる。この頃はジャージのズボンなどラフな格好で写っていることがほとんどで，奥様も，「動きやすさを重視してそういうのを着ていた」と語っている。病前は服に気をつかうタイプだった夏川さんだが，当時の作業所は衣服に気をつかう必要がない場所，つまり，自分に積極的にまなざしを向けてくる他者がいない，あるいは気にならない，病院のような場とみなされていたと考えられた。当時の夏川さんの他の行動もこの解釈を裏書きするものだった。

　筆者はそうした変化を「場の意味」に関するナラティヴという視点でモデル化した。初期には夏川さんは〈風景としての場〉を生きており，自分が周りの環境をどう関係するのかが不明確，あるいは世界から切り離された自分として体験される。そこに〈容器としての場〉が現れるのだが，そこでは自分をその場のどこかに位置づけられるようになる。細かく言えば，比喩的に「袋」と表現できるような親和的で柔らかな〈容器〉のなかで認められている自分と，「箱」と表現できるような規則や秩序のなかで役割を与えられている自分に分けることができる。また，直近では〈網の目としての場〉が浮かび上がってきており，夏川さんは場を構成する重要な結節点の1つとして他の人々とつながりあうというナラティヴが出現している。

　ただ，こうしたスナップ写真に現れているような身体の語りは，意味するものとされるものの間のコードが日常言語ほど明確ではないという難しさがあることも忘れてはならない。身体を中心としたさまざまなふるまいの意味を読み取る際には，とりあえず分析者の「常識」から出発せざるをえないだろう。ただ，それに固執することなく，他の情報との整合性や一貫性の確認を通じてその解釈の妥当性を確かめていく必要がある。それは100％確実な読みにはならないが，最終的にそれを現場にお返しして評価してもらうなどして，かろうじて暫定的な結論に着地させることができる。身体の語りの分析は，そうした「解釈の円環」が言語データの場合以上に求められるだろう。

IV　相互行為とナラティヴの生成

　以上，非言語的なふるまいを手がかりに含めながら対象者の「障がいの語り」を読み解く試みを紹介したが，ここで忘れてはならないのは，ナラティヴが「物語」という構築物であるとともに，「語り」という行為であり動きであるという点である（能智，2006b）。それは，聞き手の存在も含むその場の状況によって変わってくるばかりではない。聞き手に受け止められ，共有されることによ

って，背景に仮定されるナラティヴも変化しうるということでもある。そうした動的な側面を取り込む形で自己ナラティヴを理解する枠組みを提供してくれているのが，「対話的自己理論」であろう（Hermans & Hermans-Konopka, 2010）。そこでは自己を単一の実体と考えるのではなく，自己のなかに取り込まれた複数の他者との対話（声のやりとり）によって生み出される「Ｉ－ポジション」の集まりとして自己を捉えようとしている。例えば上で述べた夏川さんは，「妻」の視点から見れば「夫」なのだが，「医者」の視点を取り込むと「失語症患者」というＩ－ポジションが前面にせり出してくる。人は個々のポジションに応じた複数の自己ナラティヴをもち，文脈に応じて使い分ける。

　そういったナラティヴの可変性や複数性は，「病いの語り」の概念からは伝わってきにくいかもしれない。Kleinman（1988/1996）は「病い」と「疾患」を対比させて前者をナラティヴに結び付けたわけだが，このわかりやすい対比は主観／客観という古典的な二項対立を連想させる。Kleinmanの真意はともかく，体験としての「病い」を実体化させやすい嫌いがある。「疾患／病い」という二分法的な前提の下での聞き取りは，表出された言葉の向こう側に「ほんとう」を仮定し，さまざまなアプローチを駆使して，「ほんとう」を一層反映した言葉を引き出したり見つけたりするところにエネルギーが注がれるかもしれない。Kvale（2007/2016）流に言えば，「病いの語り」を聞きとろうとする臨床家は，鉱山を掘って貴金属を見つけようとするような「鉱夫としてのインタビュアー」として対象者に向き合いがちになる。

　しかし，「障がいの語り」をナラティヴの動的側面も考慮して理解していこうとするのであれば，さまざまなレベルにおける文脈や環境――そこには，障がい者を支援しようとする側のふるまいも入ってくる――との関わりに目を向ける必要があるだろう。それは，静止画で時間を止めて検討した非言語的な特徴を，もう一度相互行為という時間の流れのなかに置き直してみることを意味している。実は，脳損傷をもつ障がい者の周囲の人々と

の相互作用に関しては，会話分析の流れをくむ研究者がすでにビデオ画像の分析も行ってきた（例えば Goodwin, 2003）。そこには自己ナラティヴを見るというモチーフは希薄かもしれないが，分析の視点や方法については学ぶべきところが大きいと思われる。

V　相互行為の動画から「障がいの語り」へ

　本節では，対話場面における失語症者とその支援者である「会話パートナー」の相互作用に注目し，その相互作用がどのような自己ナラティヴの生成に寄与しているか検討した研究の一部を紹介する（能智，印刷中）。「会話パートナー」とは，失語症をもつ個人に対して日常場面でのコミュニケーションを支援する民間ボランティアである（竹中，2018）。その役割は，失語症の特徴を理解してコミュニケーションを補いながら，一緒に会話をしたり周囲の人との仲立ちをしたりすることである。

　失語症者として本研究に参加してくれたのは，60代前半の男性Ａさんである。発症は43歳の時で，脳内出血により非流暢型の失語症を中心とした高次脳機能障害と右半身の不全麻痺が残った。言語症状はその後日常的なやりとりが可能なまでには回復しているが，喚語困難が残っているほか，複雑な言語内容の理解には時間がかかる。もうひとりの協力者である失語症会話パートナーは，パートナー歴17年，60代の女性Ｐさんである。分析資料としたのは，別のプロジェクトのために筆者（Ｎ）がＡさんにライフストーリー・インタビューを行った際の映像で，時間はのべ270分であった。インタビューは会話パートナー同席のもとで行われ，ビデオ録画された，そのトランスクリプトを読み込むなかで，相互作用を通じてＡさんがどういう人かが暗黙のうちに構築されている可能性に気づき，より詳細な検討を行うことにした。

　最初に行ったのは，インタビューのなかで失語症パートナーとＡさんとの間で何らかやり取りがあった箇所を見つけることであった。そこで前後の文脈とともに34カ所が取り出された。そのそ

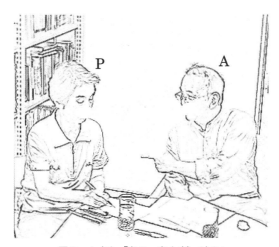

図2　Aさん「あの，なんだっけ？」

表1　〈質問者の問いかけを言い替える支援〉の事例

発話とそれに伴う身体の動き	非発話時の動き
301N　人によっては (.) あの :: え :: 何かお仕事をしてられて (.) 仕事のね (.) 場に戻りたくて (.) で (.) 仕事の中でのこう (.) 会話っていうのはえ :: できないのがすごく嫌だっていう方もいらっしゃるんですけれども (.) もうAさんの場合には (.) やっぱり子どもさんとのコミュニケーションっていうのが一番核になって (.) 中心になっていた感じですかね (.) もう (.) 本当に (.) 大変な (.) え :: 部分ていうのがね	A，身を乗り出してNを見て何度か頷く P，メモをとる A，次第に頷きが減り，表情が固まる
302A　うん :: (3.0)	
303P　《ペンでメモをさしながら》Aさんの (.) 当時 (.) の (.) 興味 (.) 仕事に戻るっていうことよりも (.) 子どもと (1.0) 　　　《Aに向く》コミュニケーション《手をAとの間で行き来させる》⌐とりたい : っていう	A，Pのメモを見る N，下を向く A，Pを向く
304A　　　　　└うんうんあの :: うんうん《上体を背もたれに戻し視線をPに向ける》	
305P　仕事よりも《両手を胸の前で行き来させる》子どもたちと⌐話したいっていうこと	
306A　　　　　└うん 　　　《Nを向いて》あの :: 僕の場合は :: 〈以下略〉	

(.) 短い間，(1.0) 間の秒数，　: 音の伸び，[同時の発話，《》発話しながらの動作

れぞれについて，会話分析の表記法を参考に細かなトランスクリプトを作り，さらにビデオを見て非言語的な情報も加筆した。次いで個々のやりとりで気がついたことを覚書に書きため，それを分類してやりとりのパターンをカテゴリー分けした。結果的に会話パートナーの支援としてパターンが4つ浮かび上がってきた。すべてを詳細に記述することはできないが，特徴的なところだけ述べておきたい。

Pさんの支援の多くはまず〈明確な援助要請を待っての支援〉であり，Aさんが音声や指さし等は

っきりとPさんに支援を求めたあとに生じた（図2）。Pさんの支援はほとんど言葉を小声でささやくという形をとり，演劇のプロンプターが舞台袖から役者にセリフを教える場面を思い出させるものだった。また，AさんがPさんのメモに目をやるなど，視線や姿勢の変化が支援の言葉（例えば「●●の会？じゃなくて」）の契機になることもあった。これを〈援助要請を解釈しての支援〉と呼ぶ。いずれにせよ，支援の開始を決めるのは基本的にAさん自身の言語的ないし非言語的なふるまいである。いわばAさんが主導権を握っていると

いうＡさん像が提案されて，それがやりとりにおいて共有されるような形がとられていた。

　もっとも，援助要請は明確ではないにもかかわらず，Ｐさんが積極的に支援を開始したように見える箇所も観察された。その一つが，〈質問者の問いを問い直す支援〉であり，Ｎの問いに対してＡさんが沈黙し，対話の流れが止まったときに現れた。例えば表１に示したトランスクリプトでは，301Ｎの問いがやや複雑で，Ａさんの表情変化から問い自体が理解されていないとＰさんが推測したのではないかと考えられる。この時の支援の仕方が特徴的で，ＰさんはＮに「わかっているか」と確認したり「Ｎさんはこう言っているのだ」と解説したりするのではなく，Ｎの質問を言い替えてＡさんに質問した（303Ｐ，305Ｐ）。

　この３つ目のパターンを裏返したようなのが，〈失語症者の発話内容を質問する支援〉である。Ａさんの発話が聞き手に理解されていないと思われるときに，ＰさんはＡさんに確認の問いを投げかけた。例えばＡさんが関わってきた市内のサポートグループについて話していたとき，Ａさんはそれとは関わりなさそうなチラシを示して「こういうのをやっている」と答えた。Ｎが怪訝そうな顔をする様子を見て，ＰさんはＡさんに，「今は（グループでなく），こういう催しに積極的に参加したい。講習会とか勉強会，市内にとどまらずもっと広く？」と問いかけ，Ａさんがチラシを示した意図を確認した。ここでもＰさんは，ＡさんとＮの間に入って，Ｎに「Ａさんはこう言っているのだ」といった代弁を行うことは慎重に避けている。Ｐさんは，ＡさんとＮのやりとりの間に，Ａ－Ｐ間の「脇ゼリフ」的なやりとりを挿入していると言え，Ｎもその間沈黙してそれを支えている。

　こうしたＰさんの働きかけは，結果的にＡさんについて独立した「コミュニケーションの主体」という自己ナラティヴを提案し，維持するのに貢献しているように見える。失語症をもつ人は，周囲との会話が成り立ちにくい経験のもと，「話せない私」などの自己像が生み出されがちである。それが続くと「話す価値のない私」が生まれ，話す意欲自体が萎えてくるかもしれない。失語症パートナーの実践は，周囲の人も巻き込みながら，コミュニケーションできる主体としての自己ナラティヴの構築に寄与していると言えるだろう。ナラティヴの共同構築はこれまでもつとに指摘されてきたところだが，「障がいの語り」やその乗り越えも，以上に述べたような日常の支援のもとで生成されているのである。

Ⅵ　おわりに：「障がいの語り」を探して

　援助場面におけるナラティヴの構築に関与しているのは，実は，援助する・される側の二者だけではない。その背後に社会のなかに流通するさまざまなナラティヴがあり，それが相互作用する二者の口を通じてやりとりのなかに入り込んでくる。先ほど紹介した失語症会話パートナーと失語症者の間のやりとりも，そうした外部のナラティヴの影響から自由ではないだろう。健常者が障がいをもつ人の支援を行う場合にはその点もまた心しておくべきである。例えば，聴覚障がい者と健聴者とのコミュニケーションを分析した広津・能智（2016）の研究でも，同様のことが指摘されている。つまり健聴者の側が「ろう者／聴者」という区別を前提に相手の言葉を解釈してそれに応じた応答をするとき，それがやりとりのずれをもたらし得る。その点を考えると，臨床場面において専門職が援助対象者の「障がいの語り」を聞き取り，再構成したと思っていても，それを額面通りに理解するのは早計かもしれない。実はそれは健常者の「健常の語り」とでも呼ぶべきものの裏返しに過ぎず，専門職の願望にすぎない場合があるからである。

　だからと言って，対象者の「障がいの語り」を問い続けることを支援者はやめるわけにはいかない。というのも，ある一つの「障がいの語り」の構築はよりよい実践を求める過程の節目と言えるし，それが専門職間の協働・連携の足場にもなるからである。文学批評の文脈で加藤（2004）は，ロラン・バルトの言う「作者の死」がたとえ論理的に正しいとしても，「作者の像」まで手放して

しまうと小説の読みは何でもありになり，よりよい読みを求める歓びも失われてしまうと述べている。心理臨床の場も同様であり，支援対象者というテクストからのさまざまな構築がありうるなかで，さまざまなレベルの対話を通じてよりよいものを求める努力こそがその場を生かしていく。唯一正しい「障がいの語り」への到達は見果てぬ夢であっても，その夢を手放さないことがまた臨床実践を動かす力になるのではなかろうか。

付記：本研究は，科学研究費補助金，新学術領域研究 16H06399「思春期からの主体価値の発展過程解明」の助成のもとで行われた。

文　献

阿部芳久（2019）障害者排除の論理を超えて―津久井やまゆり園殺傷事件の深層を探る．批評社．

Bamberg, M. & Georgakopoulou, A. (2008) Small stories as a new perspective in narrative and identity analysis. Text & Talk, 28; 377-396.

Batchen, G. (2004) Forget Me Not: Photography and Remembrance. Princeton Architectural Press.

Biklen, D. (1993) Communication Unbound: How Facilitated Communication is Challenging Traditional Views of Autism and Ability/Disability. Teachers College Press.

大六一志・山中克夫（2019）障害児・障害者心理学特論〔改訂新版〕―福祉分野に関する理論と支援の展開．放送大学教育振興会．

Goffman, E. (1959) The Presentation of Self in Everyday Life. Anchor Books.（石黒毅訳（1974）行為と演技―日常生活における自己呈示．誠信書房．）

Goodwin, C. (2003) Conversation frameworks for the accomplishment of meaning in aphasia. In: Goodwin, C. (Ed.): Conversation and Brain Damage. Oxford University Press, pp.90-116.

Hermans, H. J. M. & Hermans-Konopka, A. (2010) Dialogical Self Theory: Positioning and Counter-positioning in a Globalizing Society. Cambridge University Press.

広津侑実子・能智正博（2016）ろう者と聴者の出会いの場におけるコミュニケーションの方法―手話を用いたインタビューの会話分析から．質的心理学研究，15; 124-141.

加藤典洋（2004）テクストから遠く離れて．講談社．

木戸彩恵（2018）化粧によるケアとビジュアル・ナラティヴ．N：ナラティヴとケア，9; 53-59.

Kleinman, A. (1988) The Illness Narratives: Suffering, Healing, and the Human Condition. Basic Books.（江口重幸・五木田紳・上野豪志訳（1996）病いの語り―慢性の病いをめぐる臨床人類学．誠信書房．）

Kvale, S. (2007) Doing Interviews. Sage Publications.（能智正博・徳田治子訳（2016）質的研究のための「インター・ビュー」．新曜社．）

能智正博（2003）「適応的」とされる失語症者の構築する失語の意味―その語りに見られる重層的構造．質的心理学研究，2; 89-107.

能智正博（2006a）ある失語症患者における"場の意味"の変遷―語られざるストーリーを追いながら．質的心理学研究，5; 48-69.

能智正博（2006b）"語り"と"ナラティブ"のあいだ．In：能智正博編：〈語り〉と出会う―質的研究の新たな展開に向けて．ミネルヴァ書房，pp.11-72.

能智正博（印刷中）失語症者の主体性の社会的構築―会話パートナーの実践を手掛かりに．In：能智正博・大橋靖史編：ソーシャル・コンストラクショニズムと対人支援の心理学．新曜社．

佐藤郁哉（1984）暴走族のエスノグラフィー―モードの叛乱と文化の呪縛．新曜社．

柴﨑美穂（2017）中途盲ろう者のコミュニケーション変容―人生の途上で「光」と「音」を失っていった人たちの語り．明石書店．

竹中啓介（2018）失語のある人向け意思疎通支援者の養成と派遣．高次脳機能研究，38-2; 155-159.

ナラティヴ解釈におけるポジションという視点の意義と可能性

臨床心理学領域での活用に焦点を当てて

綾城初穂 *

* 駒沢女子大学人間総合学群心理学類

I　能力／行為主体／権利・義務

　自信を持って言えるが，本誌の執筆陣の中で私は最も無名である。謙遜や自己卑下ではない。これだけ錚々たる著者が名を連ねる特集の一部に原稿を書くというのは，ふつうできることではない。だから正直なところ誇らしさもあるが，やや尻込みもしている。

　ただし，本稿を書くことが「できる」と言っても，それは私に "書く能力がある" ということを必ずしも意味しない。間違いなく，本稿よりはるかに素晴らしい論文を書ける優秀な研究者はいる。しかし，その人であっても，おそらく私に代わって本誌に原稿を書くことは「できない」。なぜなら，本誌に原稿を書けるのは執筆陣として選ばれた人，言い換えれば，執筆の権利を与えられた人だけだからである。

　また，この状況を本稿を "書かなければならない" と表現することもできる。本務先の仕事がいかに多忙でも，科学研究費の申請締め切りが迫っていても，生まれたばかりの子どもとの時間が欲しくても，執筆を引き受けた以上，私には原稿を「書かない」という選択肢はない。私が尻込みする理由もここにある。それゆえ，本稿を「書く」ことは必ずしも私の行為主体の問題とも言えない。私が本稿を書くのは，執筆の義務を課せられているからでもあるからだ。

　いま述べてきた「できる」「できない」「書く」「書かない」といったことは，執筆にかかわる権利や義務の問題である。社会心理学者の Rom Harré らは，こうした権利・義務のまとまりをポジションと呼んだ（Harré & van Langenhove, 1999）。もちろん，私もまとまった文章を書くスキルを多少は持っているし，そもそも本稿の執筆を決めたのは私の意思である。しかし，執筆者というポジションを与えられていなければ，私がこの原稿を書くことは事実上不可能であるし，執筆しようと思うこともなかっただろう。私が本稿を書けるのは，そして実際に私が本稿を書くのは，本稿を書いても良い（書かなければいけない）とされているからこそである。

　この例から分かるように，社会行動を理解しようとする場合，当人の遂行能力（ability and skill）や行為主体性（agent/agency）だけでなく，そう行動することが許されているかどうか，すなわち権利や義務（right and duty）を加味することも必要だと Harré は指摘する（Harré, 2012）。私は主に臨床心理学領域で実践や研究に従事しているが，こうした視点からナラティヴを読み取ると，大きな示唆を得られると感じている。そこで本稿では，私のこれまでの研究をポジションの視点から読み解きながら，ナラティヴ解釈におけるこの視点の意義と可能性について論じていきたい。

II　ポジショニング理論

1．ポジショニング・トライアングル

　本論に入る前に，Harré のポジショニング理論がどのようなものなのか，私の経験を例にもう少し詳しく説明しよう（Ayashiro, 2015）。私はアメリカの大学に客員研究員として所属していたことがある。慣れない海外生活では学内にある留学生センターにずいぶん助けられた。スタッフの中には友人のように接してくれる人もいて，研究員という身分ではあったが，何か困ったことがあるとまずは留学生センターに相談した。その日も，スーパーで買った大量のペットボトルの水を研究室に運ぶため，台車を借りようとセンターに行った。いつものように受付のすぐ後ろにある勝手口からセンターに入ると，受付には何度か見たことはあるが話したことのないスタッフが一人いるだけだった。そのスタッフは私を見て，"That is a staff entrance." と言った。怪訝な顔と少し怒ったような口調から，勝手口を使ったことを彼女が注意しているのはすぐに了解できた。私の日本人の中でも童顔な容姿と，他の留学生とほとんど変わらない服装を目にした彼女が，私のことを学生だと思っても何ら不思議ではなかった（実際，そうした勘違いは日常茶飯事だった）。これをポジショニング理論から言えば，私は学生とポジショニングされ，と同時に，スタッフが利用できる勝手口を使用する権利を失い，正規の入口から入る義務を課せられたということになる。

　もちろん，彼女が私を研究員であると知っていて，けれども私がセンターのルールを理解しているかが分からず，念のために "That is a staff entrance." と言ったという可能性もある。確かに当時の私はアメリカ生活にかなり参っていて物事を被害的に受け止めやすくなっていたので，注意されたと誤解してもおかしくはなかった。とはいえ，上記のやりとりに続けて私が "Can I use a hand truck? I want to carry water into my office." と述べた際に，彼女が "Whose office?" と返答したことから，おそらく私の状況理解はそれほど的外れではなかったと思う。そればかりか，もうすこしまずい事態であったと言える。

　というのも，彼女の返答から考えるに，どうやら私はルールに反して勝手口を利用しただけでなく，適当な嘘をついて台車を借りようとする（留）学生としてポジショニングされていたようだからである。おそらく，彼女にとってこのやりとりは「無礼な留学生に注意するスタッフ」といった文脈で理解されていただろう。ポジショニング理論では，こうした相互行為上で展開する文脈をストーリーラインと呼ぶ。このストーリーラインを踏まえると，彼女の "Whose office?" の意味もよりはっきり見えてくる。これは不信感を抱いていることを私に示す発話行為（Austin, 1962）である。"my" が聞こえなかったわけではない。

　このように，ポジションをストーリーラインと（発話）行為から考える枠組みはポジショニング・トライアングルと呼ばれ，ポジショニング理論の中心的枠組みである（Harré & Moghaddam, 2003）。ナラティヴの分析に置き換えれば，物語の内容と語る行為から語りの主体を考える，と言っても良いだろう。

2．ディスコース／モラルオーダー

　こうして，些細なやりとりの間に私は無礼な学生として構築され，勝手口を利用する権利はおろか，英語を正確に聞いてもらえる権利すら失ってしまった。このように，人や物事を構築する言語的やりとりは，ディスコースと呼ばれる。ただし，ディスコースはそうした相互行為だけでなく，人や物事を構築する根拠となる広範な社会文化的文脈を指すこともある。実際，今のやりとりを了解可能なものにしているのは，私やスタッフの言動だけではない。スタッフが学生に勝手口の使用を禁止することや，「自分のオフィス」と言う学生の発言に疑いをさしはさめるのは，学生とスタッフを区分し，スタッフにその力を与える大学という社会文化的な制度があるからだ。おそらくそうした文脈無しに，このやりとりを理解することはできないだろう。

このようにディスコースには，人々の間のミクロなやりとりと，ある対象をそのようなものとして構築するマクロな社会文化的背景という，2つの含意がある（Burr, 2015）。もちろんこの2つはつながっているわけだが，研究者によって強調点が異なる場合が多い。私の知る限り，Harré 自身はディスコースという言葉で相互行為を指すことがほとんどで，よりマクロな文脈に言及する場合は，モラルオーダーという別の用語を使っている。

モラルオーダーとは，ディスコースが人に要請する規範のことである。言葉の響きからは，法律や学内規則といった明示されたルールを想像するかもしれないが，意味合いとしては，常識や“空気”といった，ローカルな場で共有される暗黙のルールに近い。誰もが経験しているように，こうした暗黙の規範の力は，明文化された法律や道徳に何ら劣ることはない。むしろ強いかもしれない。先のやりとりにおいて，私は法律を破ったわけでも，（身分は客員研究員なので）大学の規則を違反したわけでも，（たぶん）スタッフの人権を侵害したわけでもない。しかし，その場のやりとりの中でモラルを逸脱したと判断された瞬間，私はほぼ初対面の相手からいきなり注意され，その発話の真偽を疑われるという，対等な人間関係であればまず問題視されるような対応にさらされたのである。

ここで重要なのは，私がモラルを逸脱したと判断されたのは，私がこのやりとりの中で学生としてポジショニングされていたからだという点である。言い換えれば，私は学生というポジションに沿ったモラルオーダーの遵守をこの相互行為の中で課せられていたわけである。ディスコースによって人が構築されるというのは，社会構成主義に立つ心理学者の総意である（と思う）が，ポジショニング理論においてそれが意味しているのは，人がやりとりの中でその場を支配する何らかのモラルを生きる存在にされるということなのである。

Ⅲ　ポジションによって制約されるナラティヴ

いま説明してきたようなポジションの視点から

ナラティヴを検討することの利点の一つは，語りに伴う制約を明らかにできることだと私は考えている。これから見ていくように，この視点はカウンセリングを考える上で非常に大切である。以下では，そうしたナラティヴの制約について，モラルオーダーと相互行為の2つのディスコースに分けて論じていく。

1．ナラティヴはモラルオーダーから制約される

①家父長制ディスコース

まずは，不登校の息子の相談に訪れたある母親の語りの変化を取り上げたい（綾城，2019）。カウンセリング当初，彼女は息子の不登校に焦りや苛立ちを語るとともに，“同居する夫の両親から自分が嫁としてどう思われているかが気になる”と，義両親の影響についても話した。カウンセリングが進むと，息子を認める語りが増えるとともに義両親についての語りが減り，さらに，それまであまり語られなかった夫の話が出てくるようになった。こうしたナラティヴの変化は，一般的には母親の内面の変化，たとえば母親が義両親に不安を感じなくなったとか，夫との関係を通して子どもに向き合えるようになったとか，嫁から親へとアイデンティティが変容したとかいったように解釈されるだろう。これは実感に照らしてもそれほど奇異なものではない。

しかし，ポジションの視点からナラティヴを検討すると，それとは異なる解釈がみえてくる。来談当初の母親が「嫁」にポジショニングしていたということは，彼女が家父長制ディスコースのモラルを課せられていたということでもある。だとすれば，息子が不登校であることは，彼女がモラル違反をしていることを意味することになる。なぜなら，「嫁」には「家」の跡継ぎを養育する義務があるからである。この状態では，彼女が不登校の息子を認める語りが“できない”のも当然である。それは自分のモラル違反を正当化することであって，許されることではないからだ。

それゆえ，義両親についての語りが減り，息子を

認める語りが増えたということは，それまで彼女を抑圧していた家父長制ディスコースが脱構築され，それ以外のモラルオーダーを持つディスコースによって，息子を認めるナラティヴを紡ぐ権利を彼女が得たことを表していると解釈することができる。つまりポジションの視点から見ると，このカウンセリングはナラティヴを語る上でのクライエントの権利が変化した過程だったと言える。

②欠陥ディスコース

悩みを語る場合だけではなく，悩みが解消したように語る場合にも，ナラティヴの制約は起き得る。以下の語りは，アスペルガー障害という診断を受けたクライエントの語りである（綾城，印刷中a；Ayashiro, 2018）。診断から数年が経過した頃，私は彼にアスペルガー障害という診断を受けた時にどう感じたのか尋ねた。彼は次のように語った。

　　衝撃だった。普通だと思ってたのにそうじゃなかったっていうか。今はまあ会話の勉強とかをしたら普通になるってことが分かったので大丈夫だが。バイト中，ほかのバイトの人と普通に話せて「あ，結構普通に話せるじゃん」と思えたのが良かった。

（綾城，印刷中aから引用）

当初は診断にショックを受けたが，「会話の勉強」をしたりアルバイト先の同僚と「普通に話せ」たりして，自分が「普通になる」ことが分かったので「大丈夫」である。こうしたナラティヴは，特にカウンセリングでは「障害を受容して，ソーシャルスキルを身につけた」といった，肯定的なものと解釈されるだろう。

確かにこのナラティヴには肯定的な響きがある。しかし，単純にそう受け取るのは問題かもしれない。というのも，この語りには規格化をおこなう制裁が読み取れるからである。これは，自らが規格（規範）から外れていないか判断し，逸脱している場合に自分に規律や訓練を課すよう人々を動機づける社会のテクノロジーとして哲学者のFoucault（1975）が指摘したものである。この視点から捉え直すと，彼がアスペルガー障害の自分を「普通」ではない，つまり規格から外れた存在だと捉え，「普通になる」ために「会話の勉強」という規律・訓練を自らに課していると読むこともできる。

それでは，彼はどういった規格，言い換えればモラルオーダーに沿ってこの語りをしていたのだろうか。彼がアスペルガー障害というポジションに立っていたことを踏まえると，おそらくそれは欠陥ディスコース（Gergen, 1994）であったと考えられる。これは，診断を受けた人には診断に対応する欠陥が本質的に備わっているといった，主に精神障害の診断に伴う社会的な見方を指す。Gergenが指摘するように，診断を受けた本人ですらこうした見方に沿って自分を見る。実際，このクライエントは自分がいじめられた原因も，アスペルガー障害である自分に「なじむ能力がなかった」ためだと語っていた。

こう考えると，彼は“自分はアスペルガー障害であるので規律・訓練が必要だ”と語る義務を負っていたと解釈することもできる。そして，もしそうだとすれば，彼にはアスペルガー障害に一致しないナラティヴを語る権利がなかったとも考えられる。「普通に話せ」たという体験は，彼の対人関係能力に欠陥がない“現実”を示しているかもしれない。いじめられた経験は，彼の「なじむ能力」ではなく，彼を不当に扱った他者に責任があると言っていいはずだ。しかし，欠陥ディスコースのモラルオーダーに従うと，そうしたナラティヴは紡げない。

2．ナラティヴは相互行為から制約される

こうしたモラルオーダーによるナラティヴの制約は，クライエントが参照するディスコースによってのみ生じるのではない。ナラティヴが相互行為内で生じている以上，その制約もまた相互行為を通して生じている。

次に取り上げるのは，家族や就労について考えたいという主訴で相談に訪れた30代のクライエントと，カウンセラーである私のやりとりである

表1　抜粋：また何か問題を起こしてたんだろうなと思う

1	Cl:	ま，本来では 18 で出とくべきだったかなと思うんですけど
2	Th:	んー
3	Cl:	んー，まあ：終わってしまったことですし，まあ一方でその当時の自分だと
4	Th:	うん
5	Cl:	出てもまた何か問題起こしてたんだろうなと思うんですね．はい．
6	Th:	前回お話でもありましたけど，
7	Cl:	うん，はい
8	Th:	非常にその頃は大変お辛い状況だったというか
9	Cl:	ああー，まあそうですね，はい
10	Th:	混乱
11	Cl:	うん
12	Th:	のただ中にいらっしゃったんじゃないかなと
13	Cl:	そうですね．はい．うん．(2.0) そうですね．

※本抜粋は，Ayashiro（2016）の日本語版である．Cl はクライエントを，Th はカウンセラーである筆者をそれぞれ表す．なお，（　）内の数字は沈黙の秒数を示している。

（Ayashiro, 2016）。彼は同居する父との生活が「息苦しい」と語った後，抜粋にあるように，18 歳の時から一人で暮らすべきだったが（1），「その当時の自分だと……出てもまた何か問題起こしてたんだろうなと思う」（3-5）と述べた。この前の回，彼は一人暮らしをしていた 18 歳の時に統合失調症という診断を受けて自宅へ戻ったと話していた。そこで私は「その頃は大変お辛い状況だった」（8），「混乱……のただ中にいらっしゃった」（10-12）と“共感”的に返した。これに対してクライエントも「そうですね」（13）と述べた。したがって，ここでは一人暮らしにまつわるクライエントのナラティヴをカウンセラーが補強している，つまり，対話者同士が共同してナラティヴを構築しているように見える。

しかし，ここにはクライエントとカウンセラーの間の微妙だが大きなズレがある。クライエントは家を出なかった理由を，精神的問題のために“出られなかった”とは語っていない。そうではなく，彼は“出ないことを選んだ”，つまり主体的な選択として語っている。したがって，ここでは“問題を起こす危険性を未然に防ぐために家を出ない選択をした”というストーリーラインが生じている。

一方，カウンセラー（私）の「辛い状況」（8）や「混乱……のただ中」（10-12）という表現は，ク

ライエントが家を出なかった理由を，クライエントのコントロールを超えたところに帰属する表現である。統合失調症のような状態であれば家から出られないのも仕方ない，というわけである。このセラピストの発話には，欠陥ディスコースの影響がはっきりと出ている。したがってこの発話は，能力的な問題（欠陥）ゆえに家から“出られなかった”存在としてクライエントをポジショニングしていると言える。

重要なのは，この私の発話にクライエントが「そうですね」（13）と，表面上同意している点である。ここにはカウンセラーとクライエントの権力差が表れていると私は考えている。社会的に言って，カウンセラーはクライエントよりも権威と専門性を持つとされるため，クライエントはカウンセラーを（その逆よりもずっと）強く意識することになる（Hare-Mustin, 1994）。この視点から見ると，クライエントは自分の“主体的選択”ナラティヴを私によって“能力的限界”ナラティヴに置き換えられることを否定「できなかった」とも考えられる。

こう考えると，最後に沈黙をはさんでもう一度繰り返される「そうですね」（13）という発話を，カウンセラーへの同意ではなく，カウンセラーのナラティヴを否定する権利を持たないクライエントの諦めの表れと解釈しても，決して飛躍とは言

えないだろう。カウンセラー（私）の"共感"がクライエントのナラティヴを制約するものとなっていたとすれば，それは共感的な分，より一層抑圧的だったと言える。

3．クライエントの内面を反映したものとしてナラティヴを聞きとることの問題

以上の分析からは，クライエントの内面の反映としてナラティヴを捉えることの危険性が見えてくる。そのように捉えた場合，「母親の不安のせいで息子を認められない」「発達障害だから対人関係がうまくいかない」「統合失調症だから自立できない」といったように，クライエントを問題ある存在としてポジショニングしかねない。しかし，クライエントは他のナラティヴの語りを許されていないだけなのかもしれない。カウンセラーは，クライエントに問題があるという結論からナラティヴを聞いているだけかもしれない。そうであれば，ナラティヴをクライエントの内面の反映として捉えることは，他のナラティヴを語る権利をクライエントから奪うばかりか，他のナラティヴに耳を傾けるべきカウンセラー側の義務も暗に免除してしまうことになる。

このように考えれば，ナラティヴの制約において問題となるのは，語り手（クライエント）ではなく，聞き手（カウンセラー）であると言える。社会構成主義の立場をとるセラピストのAnderson（1997）は，クライエントを抑圧するディスコースに敏感な実践家ですら，気付かずにそれに沿ってしまうことがあると指摘する。そして彼女は，Schön（1983）の省察的実践者というアイデアを参照し，支援者が自ら抱く対人関係上の考え方を省察することが必要だと述べている。それによって，クライエントとの間に非対称性をもたらす専門家の権威に隠れた自分の在り方が明確になり，対話という共同作業における責任をクライエントと共有できるからだという。ここまでみてきたように，こうした省察においてポジションの視点は非常に有益である。

IV　結語：非規範的実践あるいは敬意

しかしポジションの視点から省察し，自分がクライエントのナラティヴを制約している危険性が見えたとして，それではどうすればいいのだろうか。

個人の力では，社会文化政治的に共有されるマクロなモラルオーダーを変えることは難しい。そのため，ナラティヴの制約は避けられない面もある。しかし上で見たように，その制約の一端を聞き手が負っているのであれば，理論的には当然その逆，すなわち，語り手のナラティヴを制約しないやりとりやポジショニングも聞き手は行えるはずである。

紙幅の制約でこれを詳細に論じることは「できない」が，現在私が重要だと感じているのは，ナラティヴ・セラピストのWhite（2011）が言う非規範的実践という考え方である。これは，本稿の言葉を使えば，モラルオーダーを無条件に追認しないよう実践する，といった意味になる。

例えば，Madill & Barkham（1997）は，母親を介護できない罪悪感に悩み，娘としての義務を果たすべきと感じているクライエントに対し，セラピストが"自分をケアするのもリスクがあり，勇気のいることだ"と述べて自分を大事にすることを正当化した点に，セッションの転機があったと論じている。これは，親子関係や介護において女性に向けられる社会の伝統的な規範に無条件に従わず，それ以外の規範（男性的個人主義ディスコースと著者らは書いている）にクライエントを位置づけようとする点で，非規範的実践と言える。

しかし，単に社会の規範に沿わないというだけでは何でもありになりかねない。私はWhiteの言う非規範的実践とは，クライエントを"敬意を払うべき存在"としてポジショニングすることだと考えている。White（2011）は，多くのクライエントが，規格化をおこなう制裁によって自分を否定的な存在だと語ると指摘している。ということは，クライエントを敬意を払うべき存在とポジショニングできれば，結果として"否定的な自分"ポジシ

ョンでは語れないナラティヴを紡ぐ権利を，クライエントに与えられる可能性がある。実際，私はあるナラティヴ・セラピストの実践をポジショニング理論から検討し（綾城，印刷中b），自責的だったクライエントが自己受容的になる過程に，セラピストがクライエントを尊重すべき存在へとポジショニングしたことが大きく影響している可能性を指摘した。

　したがって，臨床心理学領域においてポジションという視点からナラティヴを解釈する意義は，ナラティヴの制約を考えることだけには留まらない。クライエントを敬意を払うべき存在と見なして対話しているかを省察することにも，その意義がある。これは，クライエントがナラティヴの制約を超えることに直接つながり得る。その意味で，ポジションという視点は「ナラティヴとケア」を考えるための有用な道具ともなる。

文　　献

Anderson, H.（1997）Conversation, Language, and Possibilities: A Postmodern Approach to Therapy. Basic Books.（野村直樹・青木義子・吉川悟訳（2001）会話・言語・そして可能性―コラボレイティヴとは？　セラピーとは？　金剛出版.）

Austin, J. L.（1962）How to Do Things with Words. Oxford; Clarendon Press.（坂本百大訳（1978）言語と行為. 大修館書店.）

Ayashiro, H.（2015）Deconstructing dominant discourse using self-deprecating humor: A discourse analysis of a consulting with Japanese female about hikikomori and NEET. Wisdom in Education, 5(2); Article 2. http://scholarworks.lib.csusb.edu/wie/vol5/iss2/2

Ayashiro, H.（2016）Reproducing dominant discourses for therapy: Discourse analysis of a Japanese client's therapy. Journal of Systemic Therapies, 35(1); 37-51.

Ayashiro, H.（2018）What does a diagnosis of Asperger's syndrome mean to a school-aged Japanese client? A case study illustrating the use of positioning theory. Wisdom in Education, 8(1); Article 2. http://scholarworks.lib.csusb.edu/wie/vol8/iss1/2

綾城初穂（2019）ディスコースの視点から見た親面接の理解と意義. 心理臨床学研究，37(1); 61-72.

綾城初穂（印刷中a）診断とクライエントのポジショニング：アスペルガー障害をめぐるやりとりについてのディスコース分析. In：能智正博・大橋靖史編：ソーシャル・コンストラクショニズムと対人支援の心理学―理論から実践へ（仮）. 新曜社.

綾城初穂（印刷中b）二つの位置づけから考えるナラテ

ィヴ・セラピー. In：国重浩一編：ナラティヴ・セラピーのダイアログ―治療的会話を読み解く言語の発展を目指して（仮）. 北大路書房.

Burr, V.（2015）Social Constructionism (3rd ed.). London; Routledge.（田中一彦・大橋靖史訳（2018）ソーシャル・コンストラクショニズム―ディスコース・主体性・身体性. 川島書店.）

Foucault, M.（1975）Surveiller et punir. Paris; Gallimard.（田村俶訳（1977）監獄の誕生. 新潮社.）

Gergen, K. J.（1994）Realities and relationships: Soundings in social construction. Cambridge, MA; Harvard University Press.（永田素彦・深尾誠訳（2004）社会構成主義の理論と実践―関係性が現実をつくる. ナカニシヤ出版.）

Hare-Mustin, R. T.（1994）Discourses in the Mirrored Room: A Postmodern Analysis of Therapy. Family Process, 33; 19-35.

Harré, R.（2012）Positioning theory: Moral dimensions of social-cultural psychology. In: Valsiner, J. (Ed.): The Oxford Handbook of Culture and Psychology. New York; Oxford University Press, pp.191-206.

Harré, R., & Moghaddam, F. (Eds.)（2003）The Self and Others: Positioning Individuals and Groups in Personal, Political, and Cultural Contexts. Westport; Praeger.

Harré, R. & van Langenhove, L. (Eds.)（1999）Positioning Theory: Moral Contexts of Intentional Action. Massachusetts; Blackwell.

Madill, A. & Barkham, M.（1997）Discourse analysis of a theme in one successful case of brief psychodynamic-interpersonal psychotherapy. Journal of Counseling Psychology, 44(2); 232-244.

Schön, D. A.（1983）The Reflective Practitioner. New York; Basic Books.（柳沢昌一・三輪建二監訳（2007）省察的実践とは何か. 鳳書房.）

White, M.（2011）Narrative Practice: Continuing the Conversations. New York; W. W. Norton.（小森康永・奥野光訳（2012）ナラティヴ・プラクティス―会話を続けよう. 金剛出版.）

心の科学とナラティヴ・プラクティス：§2　臨床におけるナラティヴ

ナラティヴを選ぶクライエント

野村晴夫 *

* 大阪大学大学院人間科学研究科

去り行くクライエントが教えてくれること

過去に他機関での心理療法の経験をもつクライエントが来談することがあるだろう。その中には，自ら心理療法を中断して，異なる相談機関を来談するクライエントがいる。こうした場合，筆者はこれまでの心理療法の経過や印象を詳しく聴き取ることにしている。指導者からそう教わったからである。実際にその通りやってみると，クライエントの意志による中断であっても，前任セラピストの方法には，クライエントに役立っていたところも，たいていみつかる。また，別の方法の心理療法を求めていたとしても，前任セラピストの方法を踏まえることで，中断という事態の持つ段差が緩やかなものになる。そして何より，仮にクライエントの望む結果が得られなかった前任者との心理療法であったとしても，それもまた自らの貴重な過去の一部であると，クライエント自身が，柔らかに過去を受け容れることができる。

その一方，もちろん，筆者による心理療法を自ら中断するクライエントもいる。それが予想できない突然の中断ならば，中断の理由はよくわからない。筆者による心理療法に失望しても，せめて，心理療法全般への希望を失わず，他のセラピストにつながってくれればと願うばかりである。稀に，唐突な中断のしばらく後，ご丁寧な手紙をクライエントから頂くことがある。以下の事例はいずれも実例に基づく創作である。その手紙には，筆者が焦点付けようとした成育歴上のテーマを語る準備ができていなかったことが，綴られていた。さらに，筆者の期待に応えられなかったことへの謝罪が書き添えられていた。クライエントに無理を強いたこと，そして，その兆候に気づけなかったことを，しばらく悔やんだ。

中断事例の詳細な経緯がわかることは，決して多くはないものの，その経緯から学べることは多い。その他，やはり去って行くクライエントから教わることは，終結した事例の経緯にもある。クライエントによる心理療法に対する当初の期待とセラピストの方針とのずれを感じさせる事例だった。ある会社員が，さまざまな不安症状を「科学的に治してほしい」と来談した。「科学的」の詳細を問うと，認知行動療法のように効果や手法が確立された心理療法を望まれた。筆者が認知行動療法に不慣れであることや，それでもなお認知行動療法を取り入れながら進めることにクライエントの同意を得て，心理療法が始まった。1年が過ぎ，並行していたクリニックの投薬を含む治療も効を奏し，幸いに彼女の症状は軽減した。数週間後の終結を見据えたあるセッションで，筆者は，この回復をもたらした要因を問うた。すると，驚いたことに，そのクライエントは，カウンセリング・ルームから帰る際の回り道を，要因に挙げた。そのカウンセリング・ルームは，名刹のそばにあり，毎回のように帰る際には回り道をして，広大な境内を歩いて帰宅していたのだった。彼女は，「お寺が治してくれた」と話していた。この言葉を聞き，正直なところ，セラピストとして自分は何が

できたのだろうと落胆した。しかし，次の瞬間には，千年を超す古刹と張り合っても勝ち目はないと，思い直した。来談当初の彼女が，「科学的に治してほしい」と言っていたことを，改めて蒸し返す気にはならなかった。非科学的な筆者の嗜好が，知らずの内に彼女に影響したのかもしれないとも思った。「お寺が治してくれた」ことに，今は筆者も喜んでいる。

クライエント・ナラティヴとセラピスト・ナラティヴ

過去に心理療法の経験をもつクライエントはもちろんのこと，心理療法のクライエントは，何も知らない白紙の状態で来談するわけではない。情報化の進んだ今日では，インターネットや書籍などのメディアを通じて，心理療法を含む支援法・治療法や，クライエント・患者の手記といった情報を容易に入手できる。心理療法を訪れる以前に，これらの情報に触れ，心理療法についてのイメージをふくらませるクライエントは少なくない。それほどまでに能動的に情報を集めないクライエントでも，健康な心のありよう，心の調整の仕方，望む心理療法について，漠然としてはいても，何らかの考えをもっていることが多い。

したがって，心の健康はどのようにもたらされ，心はどのように調整され，心理療法はどのように進められるかは，原因と経過と結果についての筋立てを持っているという点で，クライエントのある種の物語すなわちクライエント・ナラティヴとみなせるだろう（野村，2016）。そもそも，法律相談や福祉相談ではなく，心理相談としての心理療法を訪れている時点で，クライエントは現在の不調の原因を「心」に帰属させ，「心」の調整によって，自らを立て直すという筋立てとしてのナラティヴを，暗黙的にせよ選んでいる。一方，セラピストもまた，依拠する理論や信念，職業的・日常的経験をもつ。これらもまた，どのように心をとらえて支援するかという原因と経過と結果についての筋立てという意味で，セラピスト・ナラティヴといえるだろう。

上述の中断をもたらした要因には，セラピストの技法や技量，クライエントとセラピストとの関係，クライエントの心理療法への適応，クライエントの日常生活上の諸事情など，心理療法のプロセスを成すさまざまなものが挙げられるだろう。そして，ナラティヴ・アプローチの観点からは，心理療法はクライエントの新たなナラティヴを生み出す場ととらえられる。そこには，心理療法理論やセラピストの信念が，セラピスト・ナラティヴとして作用する。こうした観点からは，上述の心理療法の中断は，クライエント・ナラティヴの新たな生成の行き詰まりや，クライエント・ナラティヴとセラピスト・ナラティヴの折り合いの難ととらえられる。

心理療法は，クライエント・ナラティヴとセラピスト・ナラティヴの出会う場所である。両者がどのように相互作用して，クライエント・ナラティヴの構成・再構成をもたらすのか考える上で，本稿では，クライエントによるナラティヴの選択について検討してみたい。心理療法を訪れるクライエントは，自らの不調を語るためのナラティヴを，能動的に選んできた訳ではなく，受動的に身につけてきたり，押し付けられてきたりした側面もあるだろう。しかし，少なくとも支援を自ら求めた時点で，クライエントは無力とはいえない。「心」を基点に自らの不調を立て直そうして，「心」の支援を選んでいる。このような意味では，心理療法を含む心理支援は，クライエント・ナラティヴに依拠している（野村，印刷中）。

一回限りの電話相談

クライエントによるこうした能動的なナラティヴの選択を検討するために，一回制の電話相談における相談員の経験は示唆に富む（野村・望月・中嶋・中山・関川，2018）。電話相談は，いのちの電話や公共の福祉・教育相談など，従来，広範に行われてきたが，その知見の蓄積は必ずしも十分とはいえず，それぞれの相談機関の間の知見の共有が困難である。なかでも，EAP（Employee Assistance Program）における電話相談は，民間企

業の提供サービスの一環という性質から，蓄積された経験やノウハウは，企業の資産でもあり，その内情が外部の目に触れることは少ない。しかし，民間企業ゆえにクライエントのニーズに敏感であり，一回制という特質と相まって，ニーズに合わせてセラピストの関わり方を可能な限り機敏に調整しようという意図が働きやすい。そのため，こうしたEAPにおける一回制電話相談における相談員の経験に関する知見は，クライエントによるナラティヴの選択と，それにセラピストが応じることの可能性と困難を検討するために，貴重である。

　一般に，一回制の電話相談では，相談者は匿名で相談できる一方，担当する相談員は固定されない。回を重ねる継続性をもたない構造であるが，一定の時間間隔がおかれるならば，再び相談することもできる。ただし，相談者が自ら名乗ったり相談歴を明かしたりしない限り，相談機関の側では原則的には相談者は特定されず，仮に同一の相談者からの相談が繰り返されたとしても，各回が，新規の一回となる。そして，電話という手段は，いつでもどこからでも相談を可能にする。そのため，対応している相談員の応答が気に入らなければ，相談者は即座に電話を切ることで，相談を打ち切ることすらできる。電話で予約して来談し，面接室に入室して面接を始めた後，面接を終えて退室して家路に就く定期的な対面相談とは対照的な構造をもつ。

　電話相談の運営主体がEAPのように民間企業であれば，こうした一回制の電話相談の性質に，企業等の団体間の契約を前提とした特徴が加わる。つまり，電話相談の現場は，相談者と相談員の個人的関係だが，それを成り立たせている基盤は，相談者の所属する企業等の団体とEAPとの組織的な関係である。この基盤なくしては相談が成り立たないため，相談者の不満は相談者の所属先団体の不満として集約され，組織間の関係を揺るがしかねない。いわば，相談員にとって，相談者は心理支援のクライエントであると同時に，サービスのカスタマーでもある。

　このようなEAPにおける一回制の電話相談では，相談員には，クライエントの意向に沿わせよう，沿わねばならないという意識が高まりやすい。また，クライエントは，相談員の応答が自身の意向に沿わなければ，電話を切って，後日，再入電し，意向に沿う応答にめぐり合うよう期待することができる。実際に，前掲のEAPの電話相談部門には，対面相談を含む豊富な臨床経験をもつ20名超の臨床心理士・精神保健福祉士が相談に従事し，傾聴から助言，支持，情報提供，心理教育まで，さまざまなクライエントの期待に応じている。そして，相談員は組織における緩やかな方針を共有しつつも，それぞれ依拠する理論等の専門性に応じて，多様な相談対応をしている。多様なクライエント・ナラティヴには，多様なセラピスト・ナラティヴが求められる。しかし，一人の相談員の応答がもつ多様性にも，限界がある。そのため，組織として多様性を擁することで，より多様なクライエント・ナラティヴに応じることが可能になる。

クライエント・ナラティヴに沿おうとすることの難しさ

　「クライエントこそ専門家である」（Anderson & Goolishian, 1992/1997）というナラティヴ・アプローチの観点に立つならば，まずは当事者であるクライエント・ナラティヴに沿おうとすることになる。そして，上述したEAPの電話相談の相談員は，ナラティヴ・アプローチさながらに，クライエント・ナラティヴに沿おうと心を砕く。だが，その試みは，必ずしもクライエントのニーズをすべて聞き入れることと同義ではないだろう。たとえば，相談者のその場のニーズを満たそうとすることが，相談員には，相談者の長期的な利益にならないと思える事態がある。すると，相談者をサービスのカスタマーと位置づけることと，心理支援のクライエントと位置づけることの間で，相談員は揺れ動く。

　前掲の一回制電話相談における相談員の語りには，クライエント・ナラティヴに沿おうとする難し

表1　電話相談の相談員が抱える困難

カテゴリー	定義とデータ例（「　」内）
ニーズの不確かさ	相談者のニーズがはっきりせず，尋ねても明確化が困難である。「何をしてほしくて相談してきたのかわからない」，「ニーズを確かめるタイミングをつかめなかった」
共感の困難	相談者や提示された問題について，共感をしようにも，し難い。「共感しにくい」，「自分に入らない」
電話相談を適用する判断の苦慮	相談者のニーズや主訴が電話相談に適しているのか，判断に苦慮している。「電話相談によって症状が悪化しないか」，「このまま怒りの吐け口になっていてよいのか」
積極的介入への躊躇	直面化や解釈をはじめとした，より積極的な介入の必要性を感じつつも，それを躊躇している。「無難に話を合わせる以上に何かできないか」，「潜在的なニーズにもっと応えられなかったか」
面接技法導入への躊躇	傾聴や簡潔なアドバイスに留まらず，対面相談で用いてきた技法を電話相談に導入したいが，それを躊躇している。「〜法のようなセラピー手法を取り入れることはどうか」，「自分の体験を開示したがどうだったのだろう」
終了後の不全感	相談者の反応や終わり方によって，相談時間終了後，相談員に不全感が残る。「不全感がある」，「後味が悪い」
相談員としてのあり方の問い直し	相談員自身が理想とする相談ができなかったことから，職業的アイデンティティが問い直される。「相談員としてのアイデンティティが揺らぐ」，「専門家としての関わりができていない」

※野村・望月・中嶋・中山・関川（2018）より抜粋

さ，クライエント・ナラティヴとセラピスト・ナラティヴとの調整の難しさが表れている（表1）。たとえば，【ニーズの不確かさ】（以下【　】内は表1のカテゴリー名）のカテゴリーには，そもそもクライエントが何を求めているのか，そのニーズの明確化の困難が表れている。また，仮にニーズが明確化されたとしても，そのニーズが，果たして電話相談の適応なのか，苦慮している様子もある（【電話相談を適用する判断の苦慮】）。クライエントのニーズというナラティヴに沿おうとすることが，専門家の判断との間で葛藤をもたらしている。一方，セラピスト・ナラティヴとしての専門的な介入を図ろうとしても，その介入が，果たしてこの相談の枠組みや，そのクライエントに適しているのか，躊躇している様子もある（【積極的介入への躊躇】）。たとえば，クライエントが，短兵急にアドバイスを求めるという顕在的なニーズをもっていたとしても，専門家である相談員は，そのニーズに直接応えるよりも，その背後にある心理への直面化の必要を感じることがある。だが，

クライエントの顕在的なニーズとは異なるこの種の直面化が，クライエントを動揺させ，その動揺を短時間内に収めて相談を終了する難しさを思うと，相談員はこうした介入に躊躇する。このように，クライエントのニーズ等が表れたクライエント・ナラティヴに沿おうとすることの困難は，ひいては，相談員に【終了後の不全感】をもたらし，セラピスト・ナラティヴとしての相談員の専門性が発揮できず，【相談員としてのあり方の問い直し】という職業的アイデンティティの危機を招きもする。

クライエント・ナラティヴに沿うことの倫理的な課題も残っている。クライエントのニーズをすぐさま実現させようとすることの是非には，議論の余地がある。たとえば，Loh ら（2003）らによって提起された，根拠が乏しいが説得力のある心理療法理論の特徴を見ると，この課題の解決の難しさがわかる。クライエントは，心理療法のさまざまな特徴に惹かれ，心理療法の場を訪れる。その中には，1回の心理療法で完治したり性格が変わ

表2　あなたに合ったセラピーをみつけるためのアンケート

「担当セラピストには，どのようにしてほしいですか」		
テクニックやエクササイズをどんどん使ってほしい。	--------------	テクニックやエクササイズはあまり使わないでほしい。
セラピーの進行を引っ張ってほしい。	--------------	セラピーの進行は私に引っ張らせてほしい。
私の過去に焦点を当ててほしい。	--------------	私の未来に焦点を当ててほしい。
アドバイスをどんどんしてほしい。	--------------	アドバイスはあまりしないでほしい。
具体的な目標に焦点を当ててほしい。	--------------	ただ一緒にいてほしい。
私の感情に焦点を当ててほしい。	--------------	私の思考に焦点を当ててほしい。
私の強みや能力に焦点を当ててほしい。	--------------	私の弱みや問題に焦点を当ててほしい。
日常の現実的なことに焦点を当ててほしい。	--------------	深層に隠れていることに焦点を当ててほしい。
セラピスト自身のこともどんどん語ってほしい。	--------------	セラピスト自身のことはあまり語らないでほしい。

　※ Cooper & McLeod（2011）Appendix B "Therapy Personalisation Form" より抄訳。評定方法は，両極の質問項目間での 11 件法。

ったりするなど，実現困難な大きな目標を設定する心理療法や，実際には少数なのだが劇的な回復例のように印象的で強烈なアピールを用いた心理療法に惹かれるクライエントの存在が示されている。クライエントのニーズを尊重することと，それを無批判に充足させようとすることは，異なる。

ナラティヴのエヴィデンス

　EAP における一回制電話相談の内情には，クライエントが，自らを語る筋立てであるナラティヴを選ぶ様子が表れている。一方，その選択を支えようとするセラピストである相談員の困難も表れている。伝統的な心理療法とは対照的に，対面せず，継続せず，担当者を固定しないその実践例は，心理支援全般において，クライエントが能動的に心理支援を選ぶことを可能にする上で，将来的な課題を教えてくれる。

　第1に，クライエント・ナラティヴの探求である。たとえば，セラピストに心理療法理論への選好があるように，クライエントにも，暗黙的ながら心理療法理論への好み（preference）がある。クライエントの視点からは，たとえば，心理療法諸理論は，現実的な行動を重視する「外向性」，内省を重視する「内向性」，セラピストによる「サポート」，感情を表出させる「カタルシス」の側面から捉えられる。こうしたクライエントの理論選好を考慮すれば，セラピストの介入はクライエントに受け入れられやすく，心理療法の効果を高める可能性がある（Swift & Callahan, 2009）。実際に，ナラティヴ・アプローチの理論と実践を牽引してきた一人である McLeod らは，多元的な心理療法を提起する中で，表2のようなアンケートによって，クライエントの期待や選好というクライエント・ナラティヴを捉えることを勧めている（Cooper & McLeod, 2011）。

　第2に，クライエント・ナラティヴとセラピスト・ナラティヴの適合性の探求である。クライエントは，自分が抱える疾患などの問題の原因をさまざまに推論している。たとえば，うつ病の原因は，幼児期体験や現在の対人関係，自身の性格，生きる意味などと推論されていた（Addis & Jacobson, 1996）。うつ病のクライエントの中でも，うつ病の原因を生きる意味に帰属して推論するクライエントでは，認知療法の効果が高かったように，クライエント自身による推論によって，効果的な支援方法が異なる可能性がある。また，ローカス・オブ・コントロールすなわち行動の結果が何によって左右されたと考えるかによっても，効果的な心理療法が異なる（Foon, 1987）。外的（他者や運など）なローカス・オブ・コントロールをもつクライエントには指示的な心理療法が効果的である一方，内的（能力や努力など）なローカス・オブ・

コントロールをもつクライエントには，非指示的な心理療法が効果的だった。あるいはまた，クライエントが語るライフストーリーが，心理療法理論が内包する人間の機能性についてのストーリーと類似していると，クライエントとセラピストの同盟的関係が強固になり，心理療法の効果が高められるとの知見もある（Richert, 2006）。

以上の通り，クライエントの心理支援への期待や選好を含むクライエント・ナラティヴを把捉し，それとセラピスト・ナラティヴとの適合性を探求することは，一回制電話相談のみならず，多様なクライエントに多様な支援法を効果的に提供するための課題だろう。こうした試みは，言うなればナラティヴのエヴィデンスの探求である。

文　　献

Addis, M. E. & Jacobson, N. S.（1996）Reasons for depression and the process and outcome of cognitive-behavioral psychotherapies. Journal of Consulting and Clinical Psychology, 64; 1417-1424.

Anderson, H. & Goolishian, H.（1992）The client is the expert: A not-knowing approach to therapy. In: McNamee, S. & Gergen, K. J. (Eds.): Therapy as Social Construction. Sage Publications.（野口裕二・野村直樹訳（1997）クライエントこそ専門家である—セラピーにおける無知のアプローチ．In：ナラティヴ・セラピー—社会構成主義の実践．金剛出版，pp.59-88.（遠見書房より復刊）

Cooper, M. & McLeod, J.（2011）Pluralistic Counselling and Psychotherapy. Sage Publications.

Foon, A. E.（1987）Locus of control as a predictor of outcome of psychotherapy. British Journal of Medical Psychology, 60; 99-107.

Lohr, J. M., Hooke, W., Gist, R., & Tolin, D. F.（2003）Novel and controversial treatments for trauma-related stress disorders. In: Lilienfeld, S. O., Lynn, S. J., & Lohr, J. M. (Eds.): Science and Pseudoscience in Clinical Psychology. Guilford Press, pp.243–272.

野村晴夫（印刷中）病の語りと心理療法．In：山中浩司編：シリーズ人間科学5「病む」．大阪大学出版会．

野村晴夫（2016）クライエント・ナラティヴと心理療法の多元性．大阪大学大学院人間科学研究科紀要, 42; 257-272.

野村晴夫・望月香織・中嶋真美・中山真弓・関川美佳（2018）EAPにおける電話相談の課題と問題意識：異なるスーパーヴィジョンからの接近．心理臨床学研究, 36(5); 512-522.

Richert, A. J.（2006）Narrative psychology and psychotherapy integration. Journal of Psychotherapy Integration, 16; 84-110.

Swift, J. K. & Callahan, J. L.（2009）The impact of client treatment preferences on outcome: A meta-analysis. Journal of Clinical Psychology, 65; 368-381.

心の科学とナラティヴ・プラクティス：§3　証言におけるナラティヴ

供述分析から見たナラティヴ論

浜田寿美男 *

＊奈良女子大学名誉教授／立命館大学上席研究員

I　供述分析という仕事

法の現場には供述分析という仕事がある。「仕事」と言っても、それで食って生きていけるような職業ではなく、いまのところ、ほとんどボランティアに毛が生えた程度のものでしかない。その仕事に私は40年あまりはまってきた。

きっかけとなったのは、兵庫県西宮市で起きた甲山事件。1974年に知的障害児の入所施設甲山学園で二人の子どもが学園内の浄化槽から溺死体で見つかった事件である。子どもたちのあいだで起こった「事故」の可能性があったのだが、警察はこれを「殺人事件」と見て捜査を進め、当時学園で生活していた子どもや職員から事情聴取を行っていくなかで、A子から「Y保母が事件の直前に被害児の一人を連れていくのを見た」という目撃供述が引き出され、Y保母は逮捕、10日後には自白に落ちる。しかし、具体的な犯行内容が出てこないまま、Y保母は5日後に思いなおして否認、物的証拠等がほとんどなかったために、検察は1年半後に不起訴処分とした。ところが、被害児の両親が不起訴はおかしいと検察審査会に申し立て、審査会が「不起訴不相当」との結論を出したことで、検察側が再捜査に乗り出し、その結果、さらに3人の子どもB男、C男、D子からY保母による被害児の連れ出し場面を目撃したとの供述が引き出されて、1978年にY保母を再逮捕、起訴。そうして、裁判がはじまった。

裁判における最大の争点は、子どもたちの目撃供述が「真実」なのか、それとも「虚偽」なのかにあった。この目撃供述はいずれも事件直後ものではない。最初に目撃者として登場したA子は、事件から2週間後に3回目の事情聴取でこの目撃の供述を語りはじめ、B男、C男、D子は、当初の事情聴取で目撃らしいことを何も言っていなかったにもかかわらず、3年ないし4年後の再捜査の過程であらたに目撃供述を語り、さらにもう一人E男は、再捜査で重要な目撃供述を語ったB男について、その時の行動を支持する供述を行ったということで、その供述が取り上げられた。そうして検察側はこの5人の子どもたちの供述記録を証拠として提出し、裁判でその真偽が争われることになったのである。

子どもたちの供述記録を見てみると、5人はそれぞれ20回前後もの事情聴取を受け、最初はてんでバラバラだった供述が、最後には子どもたち全員の供述が一つの事実を指し示すかのようにまとめられて、それなりに整合的な目撃供述に仕上がっている。しかし、そもそも一つの出来事について、これだけ長期間にわたって、何度も何度も繰り返し聞いていくこと自体が、供述聴取の方法として危険である。しかも、その対象が子どもであり、知的障害というハンディを背負っているとなると、それがどれほど危いことであるかは、誰にでもわかりそうなものだが、そうした危険な供述聴取が現実の事件捜査でのうのうとなされて、その最終の供述調書が、A保母の有罪を立証する重要証拠として提出されたのである。

この裁判は，当時，マスコミでずいぶん騒がれたこともあって，大きな弁護団が組まれた。しかし，弁護士は法の専門家ではあっても子どものことはよくわからない。まして知的障害の子どもとなるとさらにわからないということで，たまたま子どもの発達の問題を研究対象にしていて，障害の問題にも関心領域を広げていた私のところに話が舞い込んで，やがて弁護活動への協力を依頼され，私は特別弁護人の立場でこの裁判に関与することになった。そうして裁判の現場に心理学の研究者として足を踏み入れてみて，私はあらためてアカデミズムの心理学の外には，それまで思いもおよばなかった問題領域が大きく広がっていることを痛感することとなった。

たとえば目撃供述は，目撃にかかわる知覚や記憶が問題であると同時に，それを誰かに言葉で語ろうとする行為の問題でもあって，これは「ナラティヴ」の問題である。しかし，当時から，私はそのような認識をもっていたわけではない。わが国の心理学でナラティヴの議論が盛んになったのは，私がこの裁判にかかわった 1980 年代前半からさらに 10 年あるいは 20 年を経た後のことである。私は，この甲山事件の園児供述の分析を，1985 年に特別弁護人意見書として裁判所に提出し，第一審で無罪判決を得た後，控訴審の段階にこれを単著にまとめることになるが（浜田，1986），いまこれを読み返してみれば，それは目撃供述の研究であるというより，むしろナラティヴの分析というべきものだったことに気づく。

Ⅱ 「真偽」のあるナラティヴ

甲山事件の捜査では，5 人の子どもたちで総計 100 通以上にもおよぶ供述記録が取られ，法廷でも膨大な量の証言が重ねられた。時系列に沿ってこれを追い，そこで何が起こったのかを分析してみると，子どもたちの体験した日常の出来事が，取調官の想定に引きずられて犯罪事実の一こまであるかのように語られ，それらしい「物語」が構築されていった流れが浮かび上がってくる。それはまさしく今日のナラティヴ論にかかわる問題である。

ただ，「ナラティヴ」と一言でいっても，もちろん，そこにはいろいろな種類のものがありうる。私はこの甲山事件以来，多くの事件についてその目撃や自白の問題に付き合うことになるが，そこで分析対象となる供述は，ナラティヴのなかでも，いってみれば「真偽」が問題となるナラティヴである。これは，人びとが言葉を交わして立ち上げるナラティヴの世界のなかで見れば，ごく一部の，どちらかといえば特異なナラティヴだといってよいかもしれない。しかし，そこには他のナラティヴの議論にはない興味深い論点が含まれている。

誤解のないよう断っておかなければならないが，目撃の「真偽」というと，一般には，当の目撃者が事件をその現場で体験したことは確かだが，その目撃内容がどこまで正確かが問題となるケースをイメージしやすい。たとえば，犯行の現場に居合わせた目撃者が犯人の姿を見たけれども，その記憶が曖昧で，結果として間違った人物を犯人だと特定してしまったのではないかというたぐいの問題である。しかし，私が裁判の場で出会ったのは，ほとんどがその種の「正確性」の問題ではない。甲山事件の場合でいえば，子どもたちは殺人事件につながる一場面を見た目撃者として登場したが，問題はその正確さではなく，むしろ，そもそもこの子どもたちが「真」にその目撃の体験者であったのかどうかにあった。

また，自白については，同様の構図がさらにはっきりしたかたちで現れてくる。甲山事件においても，捜査段階で Y 保母がいったん自白に落ちていて，子どもたちの目撃供述と並んで，この自白もまた問題となった。刑事事件の犯人として疑われた被疑者が，取調べの場で自白に落ち，しかし法廷ではこれを撤回して，取調べ段階の自白は虚偽自白だと主張する。そこで問題となるのも，もちろん，捜査段階の自白内容がどこまで正確かということではなく，そもそも問われている犯罪行為について，当人がその体験者だったかどうかである。

目撃も自白も，過去の具体的事件をめぐって，供

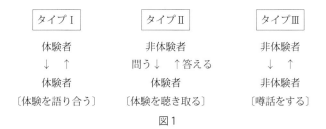

図1

述者がその体験者として体験を語ることを前提としたナラティヴであるはずだが，いわゆる冤罪事件では，多くの場合，真の目撃者ではない人が目撃者ではないかと思われて，当初はそうと認めていなくとも，取調べの過程でやがて目撃体験を語りはじめて，目撃者のように振る舞う。あるいは真の犯行者ではない人が犯行者ではないかと疑われて，当初は否認していても，取調べの場でやがて犯行体験を語りはじめて，犯行者を演じる。このように定式化すると奇妙に見えるかもしれないが，その奇妙な問題をかかえた裁判事例がけっして少なくない。

Ⅲ　取調室のナラティヴ

　目撃も自白も，ほんらい，「過去の出来事を語る」語りの行為であり，そうした種類のナラティヴである。そこで，二人の人が対面して，過去の出来事について言葉で語り合うというナラティヴの場面を考えたとき，形式的に分類すれば，次の3つのタイプがある（図1）。

　タイプⅠは，一緒に共通の体験をした者どうしが，その共通体験について「あのときは○○だったね」というかたちで，確認し，語り合うような場面である。ここではおたがいが体験者として，それぞれの体験の記憶を交換し合う。いわゆる共同想起の場面である。タイプⅡは，一方がある体験をした体験者（話し手）で，その体験をしていない非体験者（聞き手）がそれに関心を持って，「あれはどうだった？　これはどうだった？」と質問し，体験者からその体験の記憶を聴き取るというものである。タイプⅢは，ある事柄について，それを体験していない非体験者どうしが「あれはどうだったんだろうか？」「これはどうだったんだろ

うか？」と，おたがいに情報を交換しあうもので，そこから一つの事実らしきものが構築されていく。いわゆる噂話などは，このタイプに位置づけられることになる。

　この3つのタイプに分けたとき，刑事事件での事情聴取や取調べは，本来，タイプⅡである。取調官は事件について「非体験者」でしかないが，その取調官が，事件の「体験者」から，その体験の記憶を聴き取り，客観的な証拠や状況との整合性を確認しつつ，聴取結果を供述調書に記録していく。ところが，取調官が間違って目撃者ではない人を目撃者と思い込んで，事情聴取を重ねたとき，やがて当人もまるで目撃者であったかのように語りはじめるとか，あるいは，取調官が無実の人を犯人だと思い込んで逮捕し，取調べの場で追及を重ねたとき，やがてその無実の人が苦しくなって自白に落ち，まるで犯人であるかのように語りはじめることがある。そうなってしまえば，結果として，事件について非体験者でしかない者どうしが語り合うという上記のタイプⅢでしかない。にもかかわらず，非体験者でしかない供述者がまるで真の体験者であるかのように，目撃者として振る舞い，あるいは犯人を演じることで，一見，その場が表向きタイプⅡであるかのような様相を呈するのである。

　もちろん，取調室でやりとりされるナラティヴは，その多くが，表向きも実際もタイプⅡであろうし，そうでなければならないが，しかし，そのうえで現実には，表向きタイプⅡであるかのような様相を呈しながら，実際はタイプⅢでしかないというナラティヴのかたちが生じうる。いわゆる冤罪は，まさにそのようにして起こる。表向きタイプⅡのかたちで展開しているように見える取調室

のナラティヴのなかに，実質上タイプⅢでしかないナラティヴが紛れ込んで，無実の非体験者を有罪とする冤罪の「物語」が成立してしまうのである。この深刻な事態を避けるためには，その語りを分析し，それを見抜く手立てが必要となる。供述分析の課題はまさにそこにある。

Ⅳ　虚偽自白というナラティヴ

　甲山事件の弁護活動のなかで，私は子どもたちの目撃供述と同時に，Ｙ保母の自白についても弁護団の一員としてその分析，検討の作業にかかわってきた。そのこともあって，それ以降，いろいろな事件で自白問題について鑑定の依頼を受けることになる。その多くは，捜査段階の自白がネックになって裁判で無期懲役や死刑の判決が確定し，もはや再審請求に望みを託すしかないという状況に至っている事件である（浜田，1988，2006，2016ab）。

　戦後のどさくさ時代にはまだ拷問的な取調べで自白に落ちたという事例が少なからずあったが，さすがにいまは露骨な暴力を用いた取調べはほぼなくなった。それにもかかわらず，虚偽の自白をしてしまったという冤罪事例は後を絶たない。どうしてなのか。この素朴な問いに答えるべく，私は過去の虚偽自白事例を集めて，あらためてこの問題を考えてきた（浜田，1992，2001，2018）。そこで明らかになったのは，ある意味で単純な事実である。つまり，取調官（非体験者）が被疑者を真犯人（体験者）だと思い込んで，無実の可能性を一かけらも考えずに取り調べたとき，無実の被疑者の側からすれば，いくら自分はやっていないと弁明しても，取調官はそれに耳を貸そうともしてくれないという状況が延々とつづくことになる。そこで被疑者が味わう無力感はほとんど拷問に等しい。その無力感に苦しみ，足掻いて，やがて絶望して自白に落ちるのである。しかも，そうして自白に落ちてしまえば，もはやそれを撤回できず，自らが犯人だったらどうしただろうかと想像して，その犯行筋書を語る以外にない。いわば「犯人を演じる」。もちろん，想像で語れば，取調官の把握

している証拠と合わないところも出てくるが，そのときには取調官からそれを指摘されるし，指摘されれば，その部分を訂正し，あらたに語りなおしていくしかない。被疑者からすれば，それは嘘であり，虚構でしかないのだが，しかし，その嘘の語りは取調官によってチェックされて，暴かれるどころか，それこそがまさに真実であるかのように支えられていくのである。被疑者と取調官とのこの奇妙な共同作業によって，最終的にそれらしい犯行筋書が構成され，調書に書き留められていく。

　この過程を下の図で表してみる。ここで重要なのは，取調官は目の前の被疑者を事件の犯人，つまり犯行の体験者だと思い込んでいて，つまり真犯人から自白を取っているつもりであって，無実の人を犯人にでっち上げようとする露骨な悪意があるわけではないことである。つまり，取調官にとってこの場はあくまで先のタイプⅡのナラティヴでしかない。

```
相手を犯人と思い込んで
　　捜査官＝非体験者
問う│↑
　　　↓│　答える　⇒⇒⇒虚構の犯行筋書
　　被疑者＝非体験者
自ら犯人のふりをしながら
```

　こうして非体験者どうしの問答のやりとりのなかで，現実にはありもしない虚構がまるで現実の体験であるかのように構築されていく。そこにはまさにナラティヴの議論のなかで展開されてきた「構築主義（constructionism）」そのものといってよい現象が起こっている。辞書的にいえば，構築主義とは「現実世界の事物や対象は客観的な実在ではなく，人びとの相互作用を通して社会的に構築されたものとする考え方」（能智編，2018）である。それは確かにこの通りなのだが，ただ，これを刑事事件の取調べの場面にあてはめていえば，2つの点が問題となる。

V　構築主義が陥りやすい相対主義

　1つは，この構築主義がとかく「真偽」を超えた相対主義に陥ってしまう点にかかわる。この時空世界でおこる出来事は，目の前で起こっているときには，まさに疑いえない現実であるように見えても，その現実は瞬時に移ろい，次々と別の様相を装って現れてくる。第三者はもちろん，その当人であっても，過去の体験をのちにその通りに再体験するわけにはいかない。目の前で体験したことを後に言葉で語り，記録に残すことはできるが，その「語り」はまさに人どうしの相互作用の産物であって，体験した現実場面をピン止めしておいて，後で誰もが比較して確認できるような実体ではない。そうして見れば，「現実世界の事物や対象は客観的な実在ではなく」，「人びとの相互作用を通して社会的に構築されたもの」であるというのは当然の理である。

　しかし，そもそも人が過去に体験した出来事に関するかぎり，それが「客観的な実在」ではなく「社会的に構築されたもの」だからといって，恣意的にどのようにでも構築されうるものではない。つまり，後にその真偽が問題になったとき，何らかのかたちでその真偽を判別する手立てを求めなければならないし，その判別に努めなければならない。つまり安易な相対主義は許されない。これもまた，純粋な理論の世界はともかく，日常の人間関係においては，当然の理である。

　もちろん，実際にはその真偽について「どちらともいえない」ということがありうるが，少なくとも刑事裁判については，ほんとうに「どちらともいえない」のならば，証拠でもって有罪の立証が尽くされていないことになるし，そうであるかぎりは，「推定無罪」の原則の下，これを無罪としなければならない。ところが，現実の裁判にも，おかしなかたちで相対主義が持ち出されることがある。

　疑うことのできない客観的証拠があって，それが決め手になれば，有罪の判決は避けられない。しかし，そのような決め手を欠く事件で，しばしば裁判官は，「真実」は神のみぞ知ることであって，神ならぬ人間には正確無比な判断はできないなどと弁明しつつ，他方で，被告人の無実の主張を無視し，有罪の「物語」を真実らしく言い立てる検察側主張を鵜呑みにして，その通りに認めてしまうようなことが起こる。たとえば財田川事件の再審請求審で，ある裁判官は「財田川よ，心あらば真実を教えてほしい」などと，自分たちの無力さを嘆いてみせながら，結局は，無実を訴える確定死刑囚T氏に対して，再審請求を棄却する決定を下した。裁判官からすれば，すでに死刑で確定しているのだから，おおよそそれで間違いないだろうということかもしれない。しかし，棄却決定を受けたT氏が，もしその主張通りに無実だったとすれば，少なくとも彼は自らの体験の記憶において自分が無実であると知っている。したがって，裁判官に対してはっきりと，つまり絶対的に「あなたは間違っている」と断言できる。ただ，そう断言しても「現実」は動かない。現実を動かすのはその権力をもつ裁判官の側だからである。その意味で社会的現実は相対的に構築されるものだといっていいのかもしれない。そして現実に，T氏は再審で無罪となって娑婆に帰ってくるまで，そこからさらに10年余りの歳月を獄中で過ごさなければならなかった（この事件については鎌田［1983］が詳しい）。

　一方で，裁判官や検察官たちは，相対主義の立場に立っても，何一つ傷つきはしない。それに対して，無実でありながら刑事裁判の俎上に乗せられ間違った判決・決定を受けた冤罪の被害者たちは，裁く側のその相対主義に巻き込まれて傷つき，ひどく苦しむ。彼らは自分が事件の非体験者であることを知っている以上，けっして自らがその相対主義に立つことはない。

VI　ナラティヴとその背後にある「力の場」

　もう一つの問題は，「現実世界の事物や対象は……人びとの相互作用を通して社会的に構築され」るということがその通りだとして，ここでいう「相互作用」は，多くの場合，「平らな場」でな

されるものではないという事実である。友だちどうしが，かつて一緒に行った旅行での体験をたがいに思い出して語り合うとか，あるいは好きなタレントについてあれこれの噂話をするというようなことであれば，対等な者どうしが遠慮なく語り合ったと考えていいかもしれないが，考えてみれば，人どうしが現実の何かを具体的に語り合うとき，その背後には何らかの「力の場」が働いているのが常で，純粋に「平らな場」で語り合うなど，むしろ例外的だといった方がよい。まして刑事事件の事情聴取や取調べの場は，取調官の側でいくら「平らな場」であろう努めたつもりでも，けっしてそうはならない。

甲山事件で子どもたちから引き出された目撃供述も，あるいはY保母から絞り出された自白も，対等な関係で白紙の状態から生み出されたものではない。おとなの警察官と施設の子ども，あるいはベテランの取調官と身柄を押さえられた被疑者という関係は，たがいが理念の上で対等であろうとしても，現実において対等であることはおよそ不可能というべきであるし，残された記録を精査すれば，甲山事件の背後には，A子の目撃供述が出る以前から，Y保母をこの事件の容疑者とする「物語」がうごめいており，Y保母を有罪とする「磁場」がすでに捜査全体をおおいはじめていたことが読み取れる。A子の目撃もY保母の自白も，その強力な「磁場」に引きずられるかたちで構築された可能性が濃厚であった。

語りの場で，一定の想定をもった聞き手が話し手を主導して，できるだけ具体的にまた詳細に語らせようとすれば，その想定の方向に物語はどんどんと膨らんで，根も葉もないところから，問題となる「出来事」がそれらしく語りだされていくことがある。たとえば，子どもの生活施設のなかで，職員が子ども連れて歩いていくような場面は，日常的にいくらでもあって，そこに園児の溺死事件が起こり，それが単なる事故ではなくて，何らかの刑事事件ではなかったか，その犯行はY保母によるのではないかという疑いがもちあがったとき，取調官の意識のなかに一つの犯罪「物語」ら

しきものが立ち上がり，もともとなんでもなかった「出来事」が，その想定に引き寄せられて解釈され，やがてそれが「現実」の事件であるかのように語られていく。A子の目撃供述が引き出されたのは，そうしたなかでのことであった。また，Y保母が逮捕されて捜査側の渦に引き込まれたとき，その取調室の「磁場」に逆らうのは容易でなく，執拗に自白を迫る取調官によってY保母を犯人とする物語が「現実」らしく構築されかけていた。しかし，事件を体験していないY保母は，その物語を具体的には語ることができず，結局は否認に戻ってしまった。そして，その状況を前にした当時の担当検察官は有罪心証を取れず，証拠不十分としてY保母を不起訴にし，大きく盛り上がった「磁場」がいったん消滅した。ところが，遺族の抗議を受けて検察審査会が不起訴は相当でないとの結論を下したことから，先の「磁場」が再び勢いを取り戻して，再捜査のなかでB男，C男，D子，そしてE男を巻き込んで，目撃供述が引き出され，Y保母を犯人とする物語が「現実」のものとして裁判に持ち込まれたのである。

甲山事件の子どもたちの目撃供述がそのようなものでしかなかったことは，100通を超える子どもたちの供述記録が追ってその構築過程を見れば，少なくともそれを分析した者には一目瞭然であったし，Y保母の自白についてもまた，その形成過程を追えば，それが虚構の構築過程でしかなかったことが明らかである。しかし，この目撃や自白の語りが「現実」ではなく「虚構」でしかないことが裁判で認められて，Y保母がその「物語の罠」から完全に解放されるまでには，おそろしいばかりの時間を要した。甲山裁判は事件から25年，裁判だけでも21年かかって，1999年にようやく無罪判決が確定した。事件当時22歳だったY保母が，無罪で決着したときは47歳。その間，彼女は刑事事件の被疑者として，あるいは被告人として，その「現実」と向き合って生きるしかなかった。

人はみな「力の場」のなかを生きる。人がたがいに交わすナラティヴを通して「現実」が構築さ

れていくのだとすれば，まさにその背後で「力の場」がどのように作用し，その「現実」がどのように構築されていくかを追うことでしか，その「現実」のなかに紛れ込む「虚構」を見抜くことはできない。

そして，いまもなお取調室のなかで構築された「虚構」が，裁判の場で見ぬかれないまま，冤罪者たちが獄中から無実を主張し，あるいは死後に遺族が再審請求を繰り返さざるをえない重大事件がいくつもある。供述分析の仕事はまだまだ終わることができない。

文　　　献

浜田寿美男（1986）証言台の子どもたち．日本評論社
　　年
浜田寿美男（1988）狭山事件虚偽自白．日本評論社．
浜田寿美男（1992）自白の研究．三一書房．（のちに北
　　大路書房で再刊，2005年）
浜田寿美男（2001）自白の心理学．岩波書店．
浜田寿美男（2006）自白が無実を証明する．北大路書房．
浜田寿美男（2016a）もう一つの帝銀事件．講談社．
浜田寿美男（2016b）名張毒ぶどう酒事件—自白の罠を
　　解く．岩波書店．
浜田寿美男（2018）虚偽自白を読み解く．岩波書店．
鎌田慧（1983）死刑台からの生還．立風書房．（のちに
　　岩波書店で再刊，2007年）
能智正博編（2018）質的心理学辞典．新曜社．

心の科学とナラティヴ・プラクティス：§3　証言におけるナラティヴ

説明の部品化と証拠のネットワーク

「ナラティブ工場」としての法廷

高木光太郎 *

＊青山学院大学社会情報学部社会情報学科

I　法的ストーリー

ブルーナー（Bruner, J. S.）は，2002 年の著書『ストーリーの心理学―法・文学・生をむすぶ』（Bruner, 2002）で，裁判の場で法律家が提示する「法的ストーリー」が，「構造上ナラティヴであり，心的には対抗的であり，意図としては本質的にレトリック的であり，疑うことが正当に認められている」ことを強調している。

刑事裁判の場合，検察官や弁護人は事件に関連する複数の出来事や証拠物を特定の仕方で関係づけることで法的ストーリーを組み立て，被告人が有罪であること，もしくは無罪であることを主張する。一見，この作業は真偽の判定が可能な陳述の産出をめざす「論理実証モード」（Bruner, 1986）において展開しているかのように思える。しかし実際には，歴史的事象と同様に，過去に戻って事件の内容を確認することは不可能なため，法的ストーリーでは客観的な「真偽」ではなく，聞き手に対する「真実らしさ」が問題になる。それゆえ法的ストーリーは「ナラティヴ」として構造化され，そこでは聞き手を説得するレトリックが重要な役割を果たすことになる。「心的には対抗的」であることと，「疑うことが正当に認められている」ことについては，「ストーリーの心理学」邦訳書の訳者らの見事な解題が理解を助けてくれる。

「原告（検察）側と被告側は法廷での勝利を目指しそれぞれの明確な目的に合わせてストーリーを構成する。それは同一の事象をめぐっての法的手続きに沿って作られた二つの異なるバージョン間の対決といえる。相互に相手のストーリーに対する挑戦であり，互いに反対尋問や異議申立等が認められる。それは，対決こそが，事の根底に向うすぐれた方法であるという信念に支えられている。対決する両者のナラティヴに対して裁判官の下す判決も一つのストーリー作りである。事実認定の問題と，法解釈の問題が含まれるが，その法的解釈の正当性は先例拘束原理に依存し，当事者は先例裁判で勝利した判決におけるストーリーにできるだけ類似した形で自己のストーリーを作ることが目指される」（邦訳書，p.152）

刑事裁判の法廷では，検察官と被告（とその弁護人）が事件を説明する法的ストーリーをそれぞれ提示し，その「真実らしさ」を争う。裁判官や裁判員はこの対決を注意深く観察し，それぞれのストーリーを懐疑的に吟味したうえで，勝者を決定する。陪審員のいるアメリカの法廷であれば，その結果が「評決」としてシンプルに「有罪」または「無罪」のかたちで示されることになる。日本の法廷あれば，裁判官や裁判員がもっとも「真実らしい」ストーリー（検察官もしくは弁護人の説明と完全に一致する場合も，そうでない場合もある）を判決として提示して闘争を決着させる。「先例拘束原理」に言及した引用箇所の最後の一文は，積み重ねられた判例によって新たな法的判断が拘束される，英米法のいわゆる「コモン・ロー」という考え方を反映した説明なので，日本の裁判に

はあてはまらない。

　一つの事件についてバージョンの異なるストーリーを意図的に衝突させ，そこで生じる複雑な相互批判の反応系を通して，もっとも「真実らしい」ストーリーに到達する。こうして得られた判決はたとえば抜粋1のような叙述となる。

　日本において発生したある傷害事件の一審判決の一部である（実際の事件が特定できないように，ストーリーの構造を保持したまま，出来事の内容や判決文の表現を改変してある）。Aは本件の被害者で，職場の同僚と自宅で飲み会をしていたときに，熱湯を浴びて大やけどを負った。Aの証言によれば同席していた同僚のB（被告人）が突然電気ポットの中に入っていた熱湯をAに浴びせたという。飲み会には他にも数名の同僚が参加していたが，トイレに行くために離席する，酔って寝ていたなどしていたため，Aに熱湯がかかった瞬間を直接目撃したものはいなかった。Bが加害者であることを強く推認させる客観的証拠（たとえば監視カメラの映像など）は得られていない。このため裁判ではAによる被害状況の説明の信用性が最大の争点の一つとなった。抜粋1は，BにAによる被害者供述の信用性に関する裁判所の評価の一部である。

抜粋1

　「証人Nは，119番通報を受けて現場に行き，熱傷を負ったAを病院に搬送した救急隊員である。Nは自宅前の路上に倒れていたAが重傷だったため，同人を直ちに救急車内に収容し，車内でAに『何があったの』と数回問いかけたところ，Aが『会社のBにやられた』『熱いお湯を急にかけられた』『自分の家』『飲み会』などと説明した旨述べている。

　Nは，事件とは何の利害もない救急隊員であり，同人が当時の事実を記憶に基づいて具体的に供述していることは，その供述態度からも明らかである。証拠上，N供述の信用性に疑いが生じる余地は全くない。N供述によれば，Nからの問いかけに対し，Aが，被告人から熱湯をかけられた旨述べたという事実が認められ，かつ，その際のNのAに対する問いかけには，熱傷を負った経緯など

に関する暗示的な質問や誘導は全く認められない。前述のとおり，Aは，駆けつけた警察官か救急隊員に対し，自宅内で同僚のBに熱湯をかけられた旨答えたなどと供述しているところ，このようなA供述の内容は，上記N供述から認められるAの言動とも合致している。

　なお，N供述によれば，Aが被告人に熱湯を浴びせられた旨を被害直後に述べていたことが認められる。被告人に熱湯をかけられたとの供述の核心的な部分について，A供述が事件直後から一貫していることは，A供述の信用性を高める事情として考えることができる。弁護人は熱湯が頭から浴びせられたか，胸元であったのかという点で，A供述には一貫していない部分があるなどと指摘するが，Aが立った状態で正面のやや離れた位置から熱湯を浴びせられ，前頭部，顔面，胸部の広範囲に熱傷を追ったという被害の様態からすれば，熱湯を頭から浴びせられたのか，胸元を中心に熱湯がかかったのかという点は些細な違いであり，A供述の一貫性が失われているとの評価に結びつくほどの事情ではない」

　ここで裁判官は1）検察官側の証人であるNの公判廷での供述が，事件に利害関係がないこと，供述態度が誠実であったことなどから信用できること，2）Nは搬送時にAに誘導的な質問はしておらず，かつその供述内容はA供述とも一致していること，3）弁護人が指摘するA供述の非一貫性は些細な問題であることなどを指摘し，全体として被害に関するA供述には信用性が認められるという認識を示している。このような認識は検察官が提示した法的ストーリーを支持するものであり，救出時の出来事に関するAやNの供述は信用できるものとして判決のストーリーに組み入れられる。一方，熱湯を浴びた部位に関する説明が揺らいでいることを根拠にA供述には信用性がないことを指摘する弁護人の対抗的なストーリーについては，変遷が「些細なこと」であるとして，判決のストーリーから排除された。このような裁判官の判断の説明は，論理的な推論に似た形式をとっているので「論理実証モード」を用いた思考過程の説明のように映る。しかし実際には，たとえば熱湯を浴びてしまった部位に関する説明の揺らぎに関す

る裁判官の判断は，何らかの理論的あるいは分析的枠組（たとえば人間の記憶の変容に関する理論）に基づく論理的，実証的な推論ではなく，揺らぎの程度が「些細な違い」であるとするレトリカルかつ常識的な意味解釈を通した，「真実らしさ」の評価となっている。

　このように裁判官は，検察官と被告人（と弁護人）が提示する法的ストーリーの個々の部位の「真実らしさ」を，供述やその他の証拠と関連づけながら評価し，それらを適宜選択または排除して，「もっとも真実らしい」ストーリーとしての判決を生成している。ナラティヴという視点で捉えた場合，刑事裁判の法廷は，複数の素材を化合させて新たな物質を精製する化学工場のように，複数の法的ストーリーを相互に反応させ，より「真実らしさ」のある部分を掬いとって組み合わせることで，事件についてもっとも「真実らしい」ストーリーを生成する，ナラティヴの加工工場として機能していると言えるだろう。

Ⅱ　体験の「部品化」

　ナラティヴの加工という視点でみたとき，法廷には，もう一つ重要な工程がある。証拠を法的ストーリーの「部品」として利用可能にする作業である。刑事裁判で検討される証拠にはDNA，指紋，身体の傷の状態，凶器，監視カメラの映像といった物証と，被告人本人や目撃者などの関係者による供述証拠がある。供述は証人が事件に関連した出来事の体験を証言台で説明するものであるが，日常のさまざまな体験談のように，まとまりのある一つのストーリーとして語られることはほぼない。供述者は検察官，弁護人，裁判官の質問に答えることしかできない。検察官や弁護人は展開しようとしている法的ストーリーに組み入れることのできる情報，あるいは相手方のストーリーの批判に使うことのできる情報を証人に語らせるため，短い，絞り込んだ質問を繰り返す。たとえば抜粋2は，ある誘拐事件の被告人に対する尋問の一部である（抜粋1の場合と同様に，実際の事件が特定できないよう，コミュニケーションの構

造が維持される範囲で，事件の内容や発話の細部を変更してある）。ここで検察官は子どもを誘拐する意図が発生したタイミングと，発生した意図の内容を被告人に説明させるため，細かい質問を繰り返している。

抜粋2

検察官　普通の，遠回りして遊歩道に入っていったのかな。

被告人　はい。

検察官　途中で何か気が変わったことはあるんですか。

被告人　気が変わったといいますか，神社の鳥居のところまではいきましたけど，そこからキャンプ場ですか，そこまで行きました。

検察官　とりあえずは，目的としていたウサギ小屋なんかがある，キャンプ場の手前の神社，そこには行ったんですか。

被告人　山道でしたので，ゆっくり歩いて行きました。

検察官　そこの神社の中には入らなかったんですか。

被告人　はい。

検察官　神社に行って一緒に遊ぼうという気持ちが途中で変わったことになるわけですか。

被告人　はい。

検察官　どんな気持ちが起こってきたんですか。

被告人　そうですね，自分としてはやはりおとなしくてかわいいなと思いまして。

検察官　山道を登って，その場所を今あなたが言われた場所まで来て，その気持ちとしてはおとなしくてかわいい子だなと。

被告人　はい。

検察官　それから。

被告人　それで，やはり山道を歩いて行って，右に曲がりました。右に曲がったところから階段を下りて行きました。

検察官　そのときはどういう気持ちに変わってくるの。たとえばこの子の親からお金を取ってやろうとか，いろいろそう。

被告人　はい，そうです。

検察官　もう少し具体的に言うと，たとえばこの子をキャンプ場の管理小屋に閉じこめておいて，親に電話をしてお金を脅し取ろ

うとか，そういう考えも浮かんできましたか。
被告人　はい，ありました。
検察官　それで，そういう気持ちを持ってキャンプ場の方へ降りていったわけですか。
被告人　はい。
検察官　最初，この子を駅前の自転車置き場で見つけたときには，そういう気持ちはまったくなかったんですか。
被告人　はい，ありませんでした。

　このやりとりの前半で検察官は「途中で何か気が変わったことはあるんですか」「どんな気持ちが起こってきたんですか」など，被告人が子どもを誘拐する気持ちになったタイミングや，その気持ちの内容をシンプルかつストレートに聞き出そうとしている。しかし，タイミングについての被告人の応答は要領を得ておらず，気持ちの内容についても「おとなしくてかわいいな」など，それ自体では誘拐の意図とはならないものしか引き出せていなかった。このため検察官はやりとりの後半で「もう少し具体的に言うと，たとえばこの子をキャンプ場の管理小屋に閉じこめておいて，親に電話をしてお金を脅し取ろうとか，そういう考えも浮かんできましたか」など誘導的な質問スタイルに切り替え，それを被告人に受け入れさせることで，どうにか必要とされる法的ストーリーの部品を得ることに成功している。このように法廷において供述者の体験は，尋問者の質問によって断片化され，法的ストーリーに組み込むことのできる部品へと加工される。抜粋2にあるように，この加工作業は時として供述者自身の言葉ではないものさえも，供述者の体験の一部を反映した部品として産出する。

Ⅲ　科学的説明の部品化

　「説明の部品化」という法廷における法律家の作業の対象は，被告人や目撃証人など事件の体験者に限られない。法廷で専門的な意見や鑑定結果を説明する専門家証人の供述もまた小刻みな質問を通して法的ストーリーのための部品へと加工される。

　ある傷害事件の一審の法廷で筆者は被害者のアルコール酩酊の程度とその供述の信用性の関係について供述心理学の専門家として供述した（高木，2019）。これ以前に裁判所に提出していた意見書では，事件発生時の被害者の酩酊状況に関する目撃者の供述，アルコール摂取量と酩酊の程度の関係に関する一般的な知見，アルコール酩酊が記憶に与える影響に関する心理学的な知見などを組み合わせて，事件発生時に被害者が相当に酔っていたため，部分的ないしは全体的に記憶が欠落する現象（ブラックアウト）が生じていた可能性があることを指摘した。もちろんこの指摘は，被害者の事件時の飲酒量の測定，酩酊状況を観察といった確実なデータに基づくものではなく，関係者の目撃供述における説明が事実を一定程度適切に反映していることを前提としている。関係者供述の信用性という比較的脆弱な土台の上にアルコール摂取量と酩酊の程度の関係，アルコール酩酊とブラックアウト発生の関係などに関する知見を積み上げる構造の指摘である。このため意見書でも，公判廷での尋問においても，確実にブラックアウトが生じていたという断定的な言明は避け，「関係者供述に信用性が認められる場合には」という趣旨の留保をしたうえで諸々の検討・指摘を行った。

　このような意見を批判する場合，普通であれば，意見の全体構造で最も脆弱なポイントである関係者供述の信用性に問題があることを指摘する，アルコール摂取量と酩酊の程度の関係やアルコール酩酊とブラックアウト発生の関係などについて意見書が参照している科学的知見の信頼性に問題があることを指摘する，科学的知見と今回の事例との対応づけに問題があることを指摘する，といった方法が考えられるだろう。これらの指摘はすべて，意見を構成している特定の部分の問題点を指摘することで，意見の全体構造が成り立たなくなることを目指すものである。

　しかし，この意見書の提出先であり，筆者が専門家証人として証言を行った裁判所は，このような意見の全体構造をふまえた視点からの検討は一切

行わなかった。この事件では裁判所は被害者供述の信用性を認め，被告人に有罪の判決を言い渡しているが，そのなかで筆者の意見書での指摘（ブラックアウト発生の可能性）は考慮の対象外として排除されている。このような判断の根拠として裁判所が示したのは，専門家証言における筆者の留保的な態度であった。すなわち法廷において筆者が今回の意見が関係者供述の内容を前提とした仮定であるという留保があると説明していたこと，「〜と仮定してお話します」「個々のやりとりはわかりませんので専門家としては意見を控えたい部分ではある」「本当に仮定の話で申しますけれども」などと発言したことなどを根拠に，今回の指摘が事件発生時にブラックアウトが発生していたという弁護人の仮説を前提とした意見に過ぎないとされたのである。

上で説明した意見書の構成から，ブラックアウトが発生していた可能性があるという指摘が「関係者の供述の信用性を前提としている」という点を問題視するなら理解できる。しかし，それが「弁護人の仮説を前提」とした意見であると言える理由は，正直に言うと筆者は現在でもまったく理解できないでいる。だがこの点は取り敢えず措いておき，ここで注目したいのは判決が「〜と仮定してお話します」といった筆者の公判廷での発言の断片を根拠にして批判を展開している点である。最初に判決のこの部分を目にしたとき，筆者はひどい揚げ足取りあるいは非常に雑な印象操作だと感じ，やや憤慨した。だが特定の主張を正当化する法的ストーリーに組み入れるために供述者の説明を部品化することが，刑事裁判における供述の標準的な加工工程であることをふまえれば，こうした裁判所の意見書批判の戦略も（納得はできないが）了解可能ではある。むしろ問題は，研究者として誠実な態度を示すことを意識しすぎた筆者が，部品化されやすいかたちで留保的な発言を繰り返したことにあったと言えるかもしれない。テレビなどのメディアに出演してコメントをすることに慣れた人々が，編集によって不本意なかたちで発言を切り出されないように話し方を工夫して

いるといった話を時々耳にするが，説明が部品化され，さまざまな編集作業を経て法的ストーリーに組み込まれる可能性のある法廷供述においても，同様の防御策が必要なのかもしれない。

IV　証拠のネットワーク

人は多くの場合，自身の体験を，選択された複数の出来事の間に意味的な結びつきを付与して統合するナラティヴの形式で構造化し語る。専門家は多くの場合，自身の見解を論理実証モードで構造化して説明する。だが法廷での尋問で被告人や証人がこのような全体的な構造化を行うことは通常は認められない。ここまで見てきたように，被告人，被害者，目撃者，あるいは専門家証人による法廷での説明は，特定の法的ストーリーの構築をめざす法律家の小刻みな質問の連鎖を通して，細かな「部品」へと解体され，他の供述者から産出された部品群や，一連の物証と関連づけられることで，その事件をめぐる「証拠のネットワーク」に組み込まれる。検察官，弁護人，裁判官が生み出す法的ストーリーは，事件に関連する出来事を体験した個々との人々の語りの全体構造ではなく，実は，このような加工作業を通して整えられた証拠のネットワークを参照して生成されるのである。

法廷における検察官と弁護人の闘争は，ブルーナーが指摘したように，法的ストーリー間で展開されるものであると同時に，証拠のネットワークに何を組み入れ，それらをどのように関係づけるのかという水準でも熾烈に展開される。

証拠のネットワークの構成要素や構造が一義的に定まらず，検察官と弁護人との闘争を通して揺らぐのはなぜか。現在に生きる我々は，過去に起こった事件を直接参照することができない。実際に可能なのは，現在まで持続して存在している事件の痕跡を参照することのみである。それらの痕跡は物質的なものと，事件に関係した人々に体験として刻まれ想起を通して記号的に表現されるものがあるが，いずれにしてもそれらは断片的であり，単独では事件とどのように結びついているのか（あるいは実際に事件に結びついているかどう

か）理解できないものも多い。こうした痕跡を証拠として収集し，相互に関係づけて構造化したものが証拠のネットワークである。個々の証拠と事件との結びつきは常に曖昧であり，また必ず欠損があるため，証拠のネットワークによって事件の全体像が完全に明らかにされることはない。重要な証拠が遅れて発見されることも多い。このため証拠のネットワークの構成要素と構造を一義的に確定することは原理的に不可能となる。刑事裁判で法律家が提示する法的ストーリーは，素朴な見方をすると，事件という過去の出来事を反映した説明のように思える。しかし，実際に法律家が参照するのは事件の痕跡が構造的に連関した証拠のネットワークである。一つの事件に関する証拠のネットワークは多様な構成要素と構造を持ちうる。ネットワークの体制が変化すれば，それをベースにして生成される法的ストーリーも変化する。法廷において法律家が法的ストーリーの優劣を競うだけではなく，証拠の採否，供述の部品化を通して，証拠のネットワークのあり方を激しく争うのはこのためであると考えられる。

V　循環する指示と法的ストーリー

　事象についての言語的な説明を産出する以前に，説明の対象となる現実の諸要素の関係そのものを操作して，事象を読み取り可能なかたちにする。法廷におけるこのような法律家の作業は，アクターネットワーク（actor network）理論の提唱者であるラトゥール（Latour, B.）が検討した科学者の姿によく似ている（Latour, 1999）。久保（2019）の優れた解説をふまえて，ごく簡単に説明しよう。たとえばラトゥールが観察した土壌学者たちは，アマゾンの森林とサバンナの境界地帯において森林がサバンナに向かって広がっているのか，その逆なのかを確かめるために，次のような作業を行っていた。すなわち，地面を測量して座標化し，座標上の各所からドリルで円筒状の土壌サンプルを採取し，それらを土壌比較器と呼ばれる立方体のケースに整理して配置することで，さまざまな位置，深さから採取された土の幾何学的な配列をし

て観察して，その結果を方眼紙に描かれた土壌の横断図に記入して図表を作成する。この作業の結果から，森林の土地がサバンナに向かって前進していることを見いだした土壌学者たちは，そのことを報告書にまとめる。森林とサバンナの境界地帯における土壌の状況を反映する言語的な説明を生み出す過程において土壌学者たちは，実際の土壌にさまざまな変換操作を加えている。報告書に記載された言語的説明は，これら一連の変換操作の最終段階である。ラトゥールによれば科学的な知識は単に実在を言葉に写し取るのではなく，「言葉よりも世界自身をはるかに強く攪拌し，変換する」ことで生み出される。この変換作業にはさまざまな人や物が動員されているが，（たとえば土壌学者，測量器具，土壌比較器，方眼紙，報告書 etc.），アクターネットワーク理論では，このように動員されている人やモノを区別することなく，すべてアクターと呼ぶ。アクター1が先行するアクター0のあり方を何らかのかたちで表現し（たとえば，方眼紙上の図面が土壌比較器上の土の色の配列パターンを表現する），次にアクター2がアクター1のあり方の表現となる。この連鎖が適切に調整されると「循環する指示（circulating reference）」が形成される。この指示のネットワークが十分に安定することで不可視化した結果，言語的説明が事象のあり方を直接的に写し取っているという表面上の見えが生み出される。

　刑事裁判における法律家による証拠のネットワークの構築作業も，アマゾンの土壌学者の作業と同様に「世界自身をはるかに強く攪拌し，変換する」ことで，事象に始まり，その言語的説明を最終段階とする循環する指示を生み出すものであると言える。ただし土壌学者が直接，繰り返し，多角的にアクセス可能な自然に対して一連の変換を加えていたのに対して，刑事裁判では，事件との結びつきが曖昧で，常に欠損のある痕跡の間に循環する指示を生み出す必要があるため，科学者のコミュニティーにおける同意と同じレベルで，検察官，被告人（弁護人），裁判官が同意できる十分に安定した循環する指示（＝証拠のネットワーク）

を得ることは非常に難しい。ブルーナーの指摘する，法的ストーリーの「構造上ナラティヴであり，心的には対抗的であり，意図としては本質的にレトリック的であり，疑うことが正当に認められている」という不安定な特質は，その基盤にある証拠のネットワークの不安定性に由来するものであると思われる。事件の事実を厳密に解明することを課題としながらも，ターゲットとなる事象（事件）を起点とする循環する指示が原理的に構築できないことから，「真実らしさ」の水準に定位するナラティヴの構造をとることを余儀なくされる。生成された循環する指示としての証拠のネットワークも安定せず多様化するため，検察官と弁護人がそれぞれの主張に応じてネットワークを構築しようと争い，その結果対立する法的ストーリーが生み出される。ブルーナーの法的ストーリーに関する説明は，その言語的特徴を的確に捉えたものであるが，それに基盤を与える法律家の「世界自身をはるかに強く攪拌し，変換する」実践にはまったく目が向けられていない。刑事裁判における法的ナラティヴの機能，構造，生成過程の理解においては，法律家の説明や主張の言語的特質だけではなく，循環する指示の構築に向けた痕跡の動員，配置，解釈をめぐる一連の不安定かつ対抗的な実践にも目を向ける必要があると考えられる。

文　　献

Bruner, J. S.（1986）Actual Minds, Possible Worlds. Harvard University Press.（田中一郎訳（1998）可能世界の心理．みすず書房.）

Bruner, J. S.（2002）Making Stories: Law, Literature, life. Harvard University Press.（岡本夏木・吉村啓子・添田久美子訳（2007）ストーリーの心理学—法・文学・生をむすぶ．ミネルヴァ書房.）

久保明教（2019）ブルーノ・ラトゥールの取説—アクターネットワーク論から存在様態探求へ．月曜社.

Latour, B.（1999）Pandora's Hope: Essays on the Reality of Science Studies. Harvard University Press.（川崎勝・平川秀幸訳（2007）科学論の実在—パンドラの希望．産業図書.

高木光太朗（2019）アルコール酩酊および供述詳細化に着目した供述心理学的検討の事例．季刊刑事弁護, 100; 58-60.

心の科学とナラティヴ・プラクティス：§3　証言におけるナラティヴ

ナラティヴ・プラクティスにおける聞き手の脆弱性

ハンセン病訴訟における弁護士の被害証言の聞き取りをめぐって

徳田治子 *

＊高千穂大学人間科学部

I　ナラティヴ・プラクティスにおける「聞き手」の経験

本稿の目的は，ハンセン病国賠訴訟で被害証言の聞き取りに携わった弁護士の心的経験を通して，ナラティヴ・プラクティスにおける聞く行為の意味とそこで求められる専門家のあり方について考察することである。

一般に，医者や弁護士といった専門家における聞くという行為は，自らの職務を果たすために必要な情報をいかに正確な事実として取り出すかという技術的側面を中心に論じられてきた。また，そこで想定される専門家とは，堅牢な精神力を備え，自らの情動に揺さぶられることなく専門性を発揮する合理的な存在であり，職務の遂行に伴う感情や情動も専門家によって理性的にコントロールされるものとして扱われてきた（浮ヵ谷，2014）。

事実をいかに正確に聞き取るかを聞き手の専門性に結びつけて論じる傾向は，社会科学における研究手法としてのインタビュー法においても当てはまる。社会構成主義やポストモダン思想の影響のもと，聞き手（インタビュアー）の能動的関与や積極的な相互作用のあり方が個人の経験をとらえる上で重要な役割を果たすという認識が広く共有されてきた一方で（Kvale，2007［能智ら，2016］），そこで前提とされる聞き手もまた，専門家としてより良いデータを得るためにいかに自らを洗練した道具にしていくかを前提とした理想的な聞き手の姿となっている。

このような状況は，被害証言や病いの語りといった当事者の命や尊厳に関わる傷つきや苦悩の語りについて考える際，重大な課題を提起する（鷹田，2019）。例えば，トラウマをはじめとする傷つきの語りは，語り手と聞き手の双方に強い情動経験をもたらし（Janoff-Bulman & Frantz, 1997），それが，当事者だけでなく，専門家による聞き取りに困難さや脆弱性をもたらすことが指摘されている（Klempner, 2000）。このことは，もっとも聞き取られるべき物語がそれを聞き取るべき立場にある専門家によって封じ込められたり，阻害されたりする危険性を示唆している（宮地，2012）。このような傷つきをめぐる語りのパラドックスに対して求められることは，人間の尊厳や命が脅かされ，傷づけられる物語に接する際に，聞き手である専門家に生じる揺らぎや苦悩，傷つきのありようをその専門性とともに明らかにしていくことであろう。

ナラティヴ・プラクティス，すなわち語りや物語といった枠組みに基づいて行われる実践は，"科学者としての治療者" や "近代医療の行き詰まり" といったそれぞれの実践領域における専門家としてのあり方や実践そのものの見直しを契機にスタートしている。ナラティヴ・プラクティスにおける聞き手の経験に目を向けていくことは，ナラティヴ・プラクティスという実践の理念を確かなものにしていくうえで必要な取り組みである。

本稿では，以上のような問題意識のもと人間存在の尊厳に関わる被害証言の聞き取りを行ったハ

ンセン病国賠訴訟西日本弁護団の弁護士へのインタビューデータに基づき，傷つきをめぐる証言の聞き取りにおける専門家の心的経験とその専門性の問題について考察する。具体的には，弁護士らが専門家として被害証言の聞き取り過程にどのように臨み，そこでどのような経験をしたのか，また，それらの経験が証言を聞き取る姿勢や専門家としてのあり方にどのような影響を与えたかについて考察していく。

II　ハンセン病国賠訴訟における被害の立証

1．ハンセン病国賠訴訟と「人生被害」の証言

　1998 年 7 月 31 日に九州を中心としたハンセン病療養所に入所する 13 名のハンセン病元患者によって熊本地方裁判所に提訴されたハンセン病違憲国家賠償請求訴訟（以下，ハンセン病国賠訴訟）は，提訴からおよそ 3 年後の 2001 年 5 月 11 日，同裁判所で原告側の全面勝訴の判決が告げられた。

　この訴訟は，国がハンセン病患者に行った絶対隔離政策と「らい予防法」の施行の是非を争点とするものであった。国の隔離政策は 90 年にわたり，これは人間の一生に相当する。長期の隔離・拘束の歴史は，ハンセン病元患者・回復者の被害を深刻なものとしている（ハンセン病違憲国賠訴訟弁護団，2003）。訴訟の過程では，療養所内で行われた断種や中絶等の優生政策，患者作業と言われる強制労働の実態，医療従事者によるさまざまな患者差別など，本来であれば，病気を治療し，回復を目指すはずの療養所内で行われたさまざまな人権侵害の実態が一人一人の人生を語るなかで証言された。これらの証言は裁判の動向に大きな影響を与え，元患者らの被ったこれらの被害は，個々の実質的な被害に留まらず，生きられたはずの人生にまで深く及ぶ「人生被害」と称された。

2．「倫理的証人（モラル・ウィットネス）」としての弁護士

　ナラティヴ・プラクティスの観点から見て，この裁判における証言の聞き取りが他の裁判と大き

く異なる点は，弁護士たちがこの特殊な被害のあり様を聞き取るプロセスにおいて，通常の弁護活動における聞き取りとは異なった聞き手の役割を引き受けることとなった点にある。証言として語られた個々の被害の歴史は，自らの病いのせいで命を絶った近親者や断絶した家族への思い，断種や堕胎などによって失われた我が子の存在等，長い間，家族の間でも語られることのなかった思いや経験を含むものであり，「人生被害」として語られた証言は，まさに人の命や尊厳に関わる傷つきの物語であった。

　社会学者の蘭（2004）は，訴訟前後にわたるハンセン病療養所入所者へのインタビュー，および，自らのフィールドでの経験を振り返るかたちで，被害立証の聞き取りの過程で弁護士が果たした聞き手としての役割を次のように指摘している。

　　「とりわけ，初期の原告たちにとって，弁護士による“被害”の聞き取りの経験は，それまでほとんど語ったことのなかった自らの経験を言葉にする機会であっただろう。しかも，その語りは，訴訟のための『証言』として，すべて肯定的に聞き取られた。まさに，クラインマンのいうモラル・ウイットネス（moral wittness）として弁護士は機能したと言えよう」（蘭，2004, p.312）

　「モラル・ウイットネス」とは，医療人類学者のアーサー・クライマン（Kleinman, A.）が，病いの語りの聞き手としての医師のあり方を指し示すものとして用いた概念である（Kleinman, 1988 ［江口ら，1996］）。クラインマンは，倫理的証人を，「精神的（モラール）に立ち会う」治療者のあるべき姿として位置づけている。そして患者との能動的な共同作業のなかで双方が経験から学び，変化することによって信頼関係が築かれ，そのような関係に基づく取り決めが十分な配慮のもとで成し遂げられる時，患者側に精神的回復や癒しの契機がもたらされるとしている。

III　調査の経緯

　筆者は，2001 年 5 月の熊本地裁での判決以後，

裁判に加わった原告や弁護士へ断続的なフィールド調査を行ってきた。調査を進めるなかで筆者は，次第に，自らの経験とはかけ離れた甚大な被害の経験を聞くとはどのような行為なのか，また，それを聞き取ろうとする聞き手とはそもそもどのような立場にあり，その語りを通して何を受け取ろうとしているのかという問いを抱くようになった。そして，訴訟で原告の被害や人生の歴史を聞き取った弁護士の被害聞き取りのプロセスに興味を持つようになった。

　筆者は，原告となった元患者へのインタビューにおいて，法廷での証言場面や担当弁護士による被害証言の聞き取りプロセスを生き生きと語る姿に接した。また，多くの弁護士が訴訟後も療養所を訪問し，緊密な関係を継続している様子を目にした。さらに，弁護士に当時の話を聞くなかで，「人生被害」を聞き取った経験が，弁護士にとっても，専門家としての自分のあり方や考え方に大きな影響を与えた経験として受け止められていることが明らかとなってきた。

　被害者として被害を訴えることは，ある面でその語り手を受動的な犠牲者の物語を強いることを意味する（青山，2014）。そのような観点から，法廷での被害証言に対してある種の暴力性や権力性を感じていた筆者にとって，被害証言をめぐるハンセン病弁護団の原告と弁護士のこれらの姿は，被害を語ること，そしてそれを聞き取る専門家の役割を新たに問い直す契機となった。また，その聞き取りのプロセスを追う中で，これまで十分に論じられてこなかったナラティヴ・プラクティスの新たな課題を見いだしうるのではないかと感じるようになった。以下に述べるA弁護士へのインタビューは，このような研究経緯を背景に行われたものである。

Ⅳ　A弁護士へのインタビュー：ナラティヴ・プラクティスとしてのハンセン病訴訟

　A弁護士は，訴訟提訴時から裁判に参加し，ハンセン病国賠訴訟西日本弁護団の一員として原告の被害聞き取りの中心的役割を担った弁護士であ

る。筆者は，関係者からの紹介を経て，A弁護士へインタビュー調査を実施し，人生被害と称された甚大な被害の聞き取りがどのように行われ，その経験が聞き手である弁護士にどのような影響を与えたかについて明らかにしようとした（徳田，2006）。

　考察においては，A弁護士ならびに弁護団の被害証言の聞き取り実践に対し，ナラティヴ・プラクティスの萌芽とも言える姿勢や認識が認められること（Anderson, 1997［野村ら訳，2001］），そして，そのような原告一人一人の全人的理解に向かって問いかける能動的聞き手としての姿勢が，原告が生きてきた人生全体を証言として受け取り，敬意をもって聞くという弁護団の姿勢を牽引した可能性を指摘した（徳田，2006）。また，ナラティヴ・プラクティスの一つである外在化の会話と重ね合わせ（White & Epston, 1990［小森，1992］），訴訟手続きにおいて原告が自らの人生を「被害」として語り，その正当性を訴えることが，原告がそれまで抱いていた自責感情や恥といった物語を語り直す（捉え直す）契機になったとするA弁護士の認識について考察した。

　A弁護士によって語られた弁護団の被害証言の聞き取りプロセスは，必ずしも治療やケアといった目的をもって行われたものではなかった。また，弁護団があらかじめ明確な方針として掲げていたものでもなかった。むしろこれらの実践は，裁判当初に直面した原告と弁護士双方における語り―聞き取りの困難さや両者の出会いから派生した結果であった。A弁護士は，これらの実践を，被害証言の聞き取りを通して築かれていった原告との信頼関係，そして被害の聞き取りを通して自らの正当性を確信し変化していく原告の姿によって支えられたものであると位置づけていた。

　その後，筆者は，インタビューの対象をさらに広げ，ハンセン病国賠訴訟西日本弁護団で被害聞き取りに従事した15名の弁護士にインタビューを実施した。これらのインタビューを通してより鮮明に浮かび上がってきたのは，原告一人一人の「人生被害」を証言として聞き取るプロセスのなか

で弁護士が経験した痛みや躊躇であり，それらの経験が弁護士の被害証言の聞き取り過程に与えた影響であった。以下，弁護士が経験した痛みや躊躇を中心に被害証言の聞き取り過程について述べていく。

Ⅴ　人生被害証言の聞き取りにおける弁護士の痛みと傷つき

1．ハンセン病国賠訴訟弁護団の聞き取り実践

被害証言の聞き取りの難しさについて問いかける筆者に対して，多くの弁護士が，「弁護士だから」「裁判という場だから」聞けた部分があると語った。損害賠償訴訟に原告として参加することは，被害があり，それを訴えたいということが前提になる。裁判に勝つ以上，原告は被害を語らなければならず，弁護士と原告は，必然的に被害の語り手と聞き手という役割を担うことになる。しかし，インタビューを通じて具体的な証言の聞き取りプロセスについて尋ねていくと，そのような語りは次第に変化し，自らの日常経験理解の枠組みをはるかに超えた被害の深刻さや自らの被害を容易には語ってくれない原告から被害を聞き取るうえで直面したさまざまな困難が語られた。

これらの困難に対し，弁護団全体がとった基本的な対応は，語り理解の文脈を厚くすることであった。弁護団は何度も療養所に足を運び，原告らの話を聞くとともに，生活の中に溶け込み，原告が当然と思う暮らしの中での違和感やズレを感じることで語られない被害の理解を試みた。また，歴史的資料を読み込み，過去の歴史を共有することによって，原告との語りの共有部分を拡げていった。弁護士のなかには，療養所のなかで語り部と出会い，その語りに耳を傾けることで「聞き方」を教えてもらったと語る者もいた。弁護団内部では各弁護士による被害聞き取りの成果や課題が常に協議され，そのなかで，被害聞き取りの姿勢や被害理解のあり方，また被害概念そのものの捉え直しが繰り返しなされていった。

2．人生被害聞き取りにおける痛みと聞き手の

責務

弁護士が人生被害の聞き取りを振り返るなかで顕著に語ったのが，被害そのものを聞くことに際して経験した痛みや躊躇であった。以下では，これらの痛みを2つに区分し，それが弁護士の聞き取りプロセスにどのように影響したか，考察してみたい。

弁護士が聞き手として直面した第1の痛みとはいわば「傷をさらす痛み」である。これは，被害を言語化する／してもらう過程にともなうものであり，苛烈な人権侵害の経験として自分のうちに秘めてきた思いや出来事の詳細を思い出して語ることに伴う痛みと位置づけることができる。ハンセン病国賠訴訟において争われた被害は，近隣地域での差別や迫害，家族との断絶，療養所内での断種，堕胎など，命や人間の尊厳に関わり，それを傷つけられた経験である。これらの経験は，当事者にとって，思い出すことさえ辛く，口に出すこともはばかれるような事実であった。

弁護士たちは，被害証言を聞き取ることについて，「裁判である以上，被害は聞き取らねばならないこと」であるとする一方で，その行為を「暴力的なこと」「傷口に塩を塗り込むようなかたちで新たにさらすようなこと」「一度乗り越えてきた傷をもう一度突きつけられること」と振り返り，被害聞き取りの当初，通常の事件では感じることのない痛みや躊躇を感じたと語った。

　「自分のなかで折り合いをつけてきているものをこじ開けていく作業自体がやっぱり最初の段階では，躊躇する面は多かったですね。やっぱり，その方の痛みというものは伝わってくるし，やっぱり複雑な感情だったですね」

第2の痛みは，原告が生きてきた「人生の物語を壊す」痛みと呼ぶことができる。これは，個々の「生き抜いてきた人生の物語」をより大きな社会，歴史的文脈に位置づけ，法における「被害の物語」として語り直す作業を意味する。弁護士は，このような物語の再構成過程としての被害証言の聞き取り過程を次のように語っている。

「もう本当に死ぬ思いをしながら，何度も自殺を試みながら，ここで生きていくしかない，生きていくんだっていうかたちで，ずっと何十年も折り合いをつけてきた人たちと向き合いながら，折り合いをつけてきたことを反転させて，それを，自分の言葉で語ってもらおうという作業」

「その人が心穏やかにそうまとめて，私はこういうふうに振り返って良かったという気持ちで生きていこうとしているところをね，もう一度，そこを壊して，もう一度振り返って組み立てて見ましょうよっていう作業なので。で，その聞き取りの作業をしながら思うのは，やはりその人の人生を全否定するようなインタビューになっちゃう可能性があるわけですよね。それ違ったんじゃないのっていう話になっちゃう。そこを，そうじゃないよっていうことを理解していただきながら，話を聞かないといけない仕事だなというふうには思いましたね」

弁護士らは，原告が築いてきた個々の物語を「生きていくために折り合いをつけてきたもの」と位置づけ，これを尊重する姿勢を示す一方で，自らが裁判手続きとして行う被害証言の聞き取りを，それらの物語を反転させたり，全否定しかねない作業と認識し，そこに痛みと躊躇を経験していた。一方で，このような痛みや躊躇は，弁護士に専門家としてどのように被害聞き取りにあたるかという課題を突きつけるものとなっていた。

次に示す語りは，このような痛みや躊躇が，少なからず聞き手としての弁護士に聞き取る側の責務という態度を導き出し，それが弁護士に自分が何者として被害証言の聞き取りに臨み，それをどう聞き取り，証言として受け取っていくかという聞き手自身のあり方を問う契機として働いた可能性を示している。

「（被害聞き取りの工夫について）えっと，本当に，あの，辛く長い人生を強いられた人に対して，どういうふうに聞いたらいいかなっていうふうに考えた結果じゃないかなって思います」

「それこそ，傷をえぐり出すんだから，えぐり出した傷を，きちんと，わしらは責任を取れるんだろうかというね，そこまでね，突き詰めていかないといけないような事件だったのは，確かですね」

これらの語りは，被害証言の聞き取りにおける痛みや躊躇が，それを聞き取る専門家の責務や倫理的課題を経由しながら，それをどのような姿勢や態度で聞き取るかという実践のあり方を問い直す契機となることを示している[注1]。

3.「聞けない」「届けられない」痛みと能動的参与者としての弁護士

人生被害の聞き取りを振り返るなかでは，被害を聞く際に経験される痛みだけでなく，それがうまく聞けないこと，あるいは，それを十分な証言として届けられなかった後悔による傷つきも語られた。

ある弁護士は，原告本人尋問に向けた被害聞き取りならびに，法廷での証言を振り返るなかで，一番長く時間を過ごし，自分にとって話しやすいと感じていた原告の被害聞き取りが上手くいかず，原告が本当に訴えたかったことを届けられなかったのではないかと振り返った。また，そのような「聞けない自分」を他の弁護士と比較し，それが専門家としての自己を傷つける経験となったことを語った。そして，そのような傷つきは，弁護士としての自分だけでなく，人間としての自分の器を試されるような経験であったとも語った。

裁判における原告の証言は，裁判官ならびに相手側被告に向けて語られるものという点で，聞き手としての弁護士に特殊な立場を与えることになる。原告は，法廷で，裁判官だけでなく，敵対す

注1）なお，「どのようにして聞くか」「何者として聞くか」という問いかけが真摯に受けとめられ，「聞かなければならない」行為として位置づけ直されるのは，原告の代理人として，訴えの正当性を主張し，裁判という場で争わなければならない専門家としての職務のあり方やこの裁判にかける弁護士側の強い動機づけ，訴訟制度における言語化（証拠化・証言化）への強い要請が働いていることが当然関係していると思われる。

る被告との対立のなかで被害を語らなければならない。その際，弁護士は，原告の代理人としてともにその被害を訴え，裁判所に伝わる法的物語の構築を行う能動的参与者の役割を担うことになる。

訴訟手続きにおける弁護士は，単に語られた内容を受け止め，聞き取る受動的な聞き手ではない。弁護士は裁判で語られる証言を共同で生成する立場にあり，原告とともに被害とは何かを構成する能動的な参与者としての役割を担っている。弁護士は，このような証言の聞き取りにおける能動的参与者としての立場ゆえに，傷つきをめぐる語りに伴う痛みや躊躇を回避するという選択ではなく，それをいかに受け止め，対峙していくかという専門家としての実践に向かわざるを得なくなる。この点で，証言の聞き取りにおいて経験される痛みや躊躇は聞き手の専門家としてのあり方を見直し，新たな実践の創造を生み出す可能性を有している。ただし，それが十分に遂行できない場合には，聞き手となる専門家の自己が大きく傷つけられてしまう危険性を有している。

VI　証言における聞き手の脆弱性

オーラルヒストリー研究者・精神分析家としてホロコースト・サヴァイヴァーの語り関わってきた Dori Laub（1992）は，「聞き手の脆弱性（vulnerability of the interviewer/listener）」という概念を提示し，外傷的経験の聞き手が直面する存在論的な問いとそれに伴う「恐れ」の感情を次のように指摘している。

「トラウマを聞くということには，危険が伴う。…（略）…サヴァイヴァーについて知るようになるにつれて，その人は，自分自身について本当に知るようになる；これは，単純な作業ではない。生き残るという経験なのである…（略）…それは，人生とはどんなものであるかについて伝える非常に凝縮された経験である…（略）…聞き手はもはや死に直面すること，時間やその経過，生きる意味と目的，人間の全能性の限界，近しい者を失うこと，我々の究極的な孤独性，他者との異質性，自らの運命への責任と応答，愛することとその限界，

親と子について等，その問いを無視できなくなる」（Laub, 1992, p.72）

Laub は，このような実存的な問いに臨むことによってもたらされる聞き手側の心的危機の様相を指摘しつつ，それらに対峙することこそが，聞き手において決定的に重要な鍵となるとしている。

「語ることは容易ではない。しかし，聞くことも同様である」（Frank, 1995）との言葉通り，尊厳をかけた語りに臨む者もまた，自らの専門家としてのあり方を揺るがすような経験を共有することになる。人生被害の証言聞き取りの経験を振り返り，多くの弁護士が，被害証言を含む裁判プロセスのなかで原告からたくさんのことを学んだと語っていた。なかには，弁護士としてだけでなく，一人の人間として，自らの生き方や考え方がゆたかになったと述べる者もいた。このような聞き手（専門家）側の経験は，今日，外傷的経験を扱う専門家の代理的成長や代理的レジリエンスとして注目されている（Hernandez-Wolfe, Kilian, Engestrom, & Gangsei, 2014）。

被害証言の聞き取りにおいて，その被害が深刻なほど，聞き手は大きく揺さぶられる。傷つきの語りに対峙することには常に痛みや傷つきが伴う。しかし，そのような痛みや傷つきこそが，語り尽くせない痛みや人生の理不尽さといった人間存在に関わる実存的な問いに立ち向かい，それを理解するうえで重要な手立てとなるのではないだろうか。

ナラティヴ・プラクティスの観点から捉えるとき，聞き手の脆弱性は，専門家自身が自らの実践を捉え直したり，自己の専門性を刷新する機会となり得る。自らを揺るがすような問いや痛みを共有しながら，「語る－聞く」という共同作業に従事する専門家の心的経験を明らかにしていくことは，語りや物語の枠組みに基づいた実践をより豊かなものにする可能性を有している。

文　献
Anderson, H.（1997）Conversation, Language, and

Possibilities: A Postmodern Approach to Therapy. Basic Books.（野村直樹・青木義子・吉川悟訳（2001）会話・言語・そして可能性―コラボレイティヴとは？　セラピーとは？　金剛出版.）

青山陽子（2014）病いの共同体―ハンセン病療養所における患者文化の生成と変容．新曜社.

蘭由岐子（2004）「病いの経験」を聞き取る―ハンセン病者のライフヒストリー．皓星社.

Frank, A. W.（1995）The Wounded Storyteller. University of Chicago Press.

ハンセン病違憲国賠訴訟弁護団（2003）開かれた扉―ハンセン病裁判を闘った人たち．講談社.

Herman, J. I.（1992）Trauma and Recovery. Basic Books.（中井久夫訳（1996）心的外傷と回復．みすず書房.）

Janoff-Bulman, R. & Frantz, C. M.（1997）The impact of trauma on meaning: From meaningless world to meaningful life. In: Power, M., & Brewin, C. R. (eds.): The Transformation of Meaning in Psychological Therapies. John Wiley & Sons.

Kleinman, A.（1998）Suffering, Healing and the Human Condition. Basic Books.（江口重幸・五木田紳・上野豪志訳（1996）病いの語り―慢性の病いをめぐる臨床人類学．誠信書房.）

Klempner, M.（2000）Navigating life review interviews with survivors of trauma. Oral History Review, 27; 67-83.

Kvale, S.（2007）Doing Interviews. Sage.（能智正博・徳田治子訳（2016）質的研究のための「インター・ビュー」．新曜社.）

Laub, D.（1992）Bearing witness, or the vicissitudes of listening. In: Felman, S. & Laub, D. (eds.): Testimony: Crises of Witnessing in Literature, Psychoanalysis, and History. Routledge, pp.57-74.

宮地尚子（2012）トラウマを語ること／語らないこと．現代の社会福祉100の論点 vol.2（『月刊福祉』増刊号），34-35.

鷹田佳典（2019）なぜ医師の物語は重要であるのか―二人の「アーサー」からの示唆．質的心理学フォーラム，11; 13-22.

徳田治子（2006）"人生被害"はいかに聴き取られたか?―ナラティヴ実践としてのハンセン病国賠訴訟における弁護士の聴き取りプロセス．心理学評論，49; 497-509.

浮カ谷幸代編（2014）苦悩することの希望―専門家のサファリングの人類学．協同医書出版社.

White, M. & Epston, E.（1990）Narrative Means to Therapeutic Ends. Dulxich Centre Publications.（小森康永訳（1992）物語としての家族．金剛出版.）

心の科学とナラティヴ・プラクティス：§3 証言におけるナラティヴ

子どもの供述とナラティヴ

仲真紀子 *

＊立命館大学総合心理学部

I　はじめに

ここでは子どもの供述[注1]を扱う。学校でのいじめや校則違反，体罰の問題，家庭での怪我や虐待の疑い，そして交通事故や触法行為，犯罪被害など，子どもから出来事に関する報告を得なければならない事態は少なくない。実際，学校でのいじめ事案の件数や，児童相談所に寄せられる虐待相談件数，警察白書に見られる虐待事件の件数は増加傾向にある（文部科学省，2019；厚生労働省，2019；警察庁，2018 等）。正確な供述を得ることは，事件の解決や予防のために，どの当事者にとっても喫緊の課題であるだろう。

供述というと「いつ，どこで，誰が，何を，どのように，どうした」という 5W1H 情報を端的に聴取するような場面や，「叩いたのは右手，左手？」「グーかパーか」「何回叩いた」等，多くの質問により根堀葉掘り詳細な情報を収集するような場面が思い描かれるかもしれない。しかし，近年は被面接者から自由に，自発的な報告を得ることの重要性が指摘されている。このような報告を自由な語り（フリーナラティブ；free narrative），自由報告という。

本稿では自由報告の聴取を目指す面接法を中心に述べる。まず，子どもの供述特性につき概説し，次に，なぜ供述において自由報告を得ることが重要なのかを述べる。そして，近年日本でも用いられるようになった「司法面接」，すなわちできるだけ正確な情報をできるだけ負担なく聴取することを目指す面接法を紹介する。

供述や証言が要請される場面は特殊であるかもしれない。しかし，自由報告を得るやりとりは家庭や職場での会話においても十分に活かせるものである。自由報告を支援することで，語り手の体験のみならず，意向や考えもよりよく理解することができる。また，子どもの語りを促す会話は，出来事のよりよい記憶，報告を予測するという研究もある。司法面接における工夫は，広く応用性のあるものとして読んでいただければと思う。

II　子どもの供述特性

ここでは子どもの供述特性につき概説する。最初に子ども全体に見られる認知発達の問題，次に，虐待等が疑われる事案での子どもの「話したがらない」傾向性，そして法的手続きにおける子どもの特性について述べる。

1．認知発達

子どもは 1 歳頃から言葉を発するようになり，5 歳になる頃には 3,000 もの語彙をもつようになる（大久保，1988）。初期の 1 語文（「マンマ！」など，一つの単語で意図を伝える発話）から 2 語文（「マンマちょうだい」など）へと進み，またたく間に「多語文」とも呼ばれる文を構成するようになる。そして，能動態や受動態などの文法構

注1）捜査・取り調べ段階での言語的報告を供述，法廷での供述証拠を「証言」という。ここでは前者を問題にする。

造も充実し，「おしゃべり期」ともなると，「〜で
ね，〜でね，〜でね，するの……」と長い文でい
わゆるルーチン（日常の決まりごと）やスクリプ
ト（出来事の流れ）を話すようにもなる。とはい
え，何があったという事実を思い出し，断片的で
あっても報告ができるようになるのは３，４歳頃
になってからである（Nelson & Fivush, 2004；上
原，1998）。

　言葉で表せる記憶は，「意味記憶」（いわゆる知
識）と「エピソード記憶」（出来事の記憶）に区
別される。子どもが「私のお父さんは乱暴者です。
すぐに私を殴ります」と言った場合，これは意味
記憶である。父親の属性や，父親の傾向性につい
て話しているからである。これに対し，子どもが
「昨日の夜，お父さんが私を殴った。３発殴って鼻
血が出た。痛かった」などと言った場合，これは
エピソード記憶である。特定の時間に特定の場所
で起きた，特定の出来事の報告だと言える。

　エピソード記憶を語ることができるようになる
背景には，１）自己の意識の発達，すなわち「自
分が見た／聞いた」「自分の体験だ」という感覚
や，過去から未来につながる自分という感覚，２）
相手の心の状態と自分の心の状態を区別し推論す
る能力（「心の理論」という），３）情報源の理解，
例えば「これはテレビで見た」「これは人から聞い
た」「これは自分の体験だ」といった情報源の区別
やその保持，４）メタ認知，すなわち一段上から
自分の心の状態をモニターしたりコントロールす
る能力（「この記憶は正確だ」等の判断も含む）な
どと関わっている（Nelson & Fivush, 2004）。こ
ういった能力は就学前から充実してくるが発達に
は十年単位の期間を要する，という報告もある
（Nelson, 1995）。エピソード記憶は高度な能力を
要する記憶だといえるだろう。

　時間がかかるばかりでなく，エピソード記憶は
もろくうつろいやすく，つまりビデオや録音のよ
うなものではないことが古くから指摘されている。
まず，エピソード記憶は時間とともに減衰する。そ
れもスキーのスロープのようになだらかに減衰す
るのではなく，初期において急激に低下し，あと

は富士山の裾野のように徐々に減衰する性質をも
つ。また，記憶はその時に，あるいはその後に見
聞きした事柄，他所・他者からの情報により影響
を受ける（これを記憶の汚染，事後情報効果とも
いう）。また，減衰し欠落した情報は知識や外部の
情報によって補われる。つまり，再構成される。

　加えて，供述は大人（面接者）と子ども（被面
接者）のやりとりにおいて聴取されるが，社会的
弱者である子どもは大人からの影響を受けやすい
という問題もある。親や教師，あるいは取調官か
ら「○○だったか？」と尋ねられれば，子どもは
「そうだったかもしれない」と，提供された内容を
受け入れてしまいやすい。被疑事実に関する聴取
など，自己に関する利益や不利益が問題となる場
面では，子どもは衝動性や短絡的な利益のために，
迎合的な供述をしてしまうこともある（レビュー
として仲，2019）。実際，被疑少年における虚偽
の自白は多いことが知られている（Gudjonnson,
2010）。

　こういった認知的, 社会対人的な脆弱性は暗示・
誘導にかかりやすい傾向性（被暗示性）を引き起
こしやすい。被暗示性とは，実際に体験していな
い事柄であっても，体験したかのように思いこん
でしまう傾向性のことをいう。1970〜1990年
代，欧米，そして日本でも子どもが巻き込まれた
冤罪事件が起きたが，こういった事案においても
子どもの被暗示性が関与していたと考えられてい
る。重要なこととして，聴取の仕方が被暗示性を
助長したり，低減させるということがある。子ど
もから報告を得る際は「パパがやったの？」「お母
さんが叩いたの？」と，具体的な内容を含む質問
を投げかけるのではなく，本人にナラティヴ，す
なわち自由報告を求めることがたいへん重要であ
る。

２．話したがらない子ども

　自由報告を得ることは重要だが，自由報告に長
けている子どもは少ないかもしれない。むしろ「宿
題やったの？」「明日の準備した？」などのクロー
ズド質問に，一問一答で答えることを常としてい

るかもしれない。特に，虐待を受けている子ども
は話すこと自体に心理的な抑制がかかりやすいこ
とが知られている。

　Sorensen と Snow（1991）は，裁判の結果や医
学的な証拠に照らして虐待があったと推定される
子ども 116 人に関し，その申し立ての経緯を調査
した。その結果，自発的な開示は 23％であり，74
％は偶然目撃された等の発覚によるものであるこ
とが判明した。開示の仕方も，否認から曖昧な開
示（ほのめかし等）へ，そして一旦は開示しても
撤回し，再び開示に至るなどの変遷が生じるとし
た。

　Hershkowitz ら（2004）はイスラエルで行われ
た司法面接を分析し，虐待の開示率を調査した。そ
の結果，3 〜 4 歳，7 〜 10 歳，11 〜 14 歳の開
示率はそれぞれ 47％，67％，74％と歳と推移す
ること，年齢の低い子どもにおいて開示率が低い
ことが示された。同様に Bailey ら（2017）はオー
ストラリアのサンプルについて調査を行い，3 〜
7 歳，8 〜 12 歳，13 〜 16 歳の子どもの開示率
はそれぞれ 51％，72％，60％となることを示し
ている。これは逆 U 字型だが，やはり年齢の低い
子どもの報告が少ない。Leach ら（2017）も，オー
ストラリアで通報義務により照会された子ども
の開示率を調査している。この調査でも年齢の低
い子どもは開示率が低く，11 歳までは上昇するが
それ以降再び下がる傾向が見られた。

　これらの調査には誤って通告された，実際には
虐待を受けていない子どもも含まれているかも
しれない。しかし，種々の所見により虐待にあっ
たとされる子どもにおいても，発見・発覚までに
数年単位の長い時間がかかることが知られている
（例えば，伊東・武井，2004）。こういったことか
ら，虐待の報告はなされにくいと推察される。そ
の背景には家族を守る，恥ずかしい，力で制圧さ
れている，愛情を感じている等の理由があること
（Hershkowitz et al., 2005 ほか），特に性的な虐待
が疑われる事態では，被疑者が手練手管を用いて
子どもやその親をコントロールしていたり，力を
かけたりしていることが示唆されている（Katz &

Barnetz, 2016; Niederberger, 2002）。

　このように，話したがらない傾向性があると，面
接者は WH 質問（いつ，どこで，誰が等の質問）
やクローズド質問（A か B か，「はい」か「いいえ」
か等の選択式の質問）に移行しがちであるが，実
際には，こういった事案でもオープン質問がより
多くの情報を引き出す（Hershkowitz et al., 2006）。

3．心理的二次被害

　虐待や事件の被害者として法的手続きに入って
くる子どもを考えると，そもそも被害に遭ったと
いう背景（知的障害をもっていたり，孤立してい
る子どもが被害に遭いやすいという報告もある；
Cederborg et al., 2014）に加え，虐待や被害にあっ
たということそのものによる脆弱性も重なる。こ
ういった事態では，聴取による精神的な二次被害
も問題となる。

　オーストラリアの心理臨床家である Fulcher
（2004）は，事件や事故に関して医療，司法，福
祉，保険会社等から繰り返し長期にわたり聴取を
受けると，重篤な精神的二次被害が起きる場合が
あることを示している（これを「法的手続きに
よる外傷的敏感症状」（Litigation-induced trauma
sensitization; LITS）という）。例えば，心理的な
不調（事件や事故の再体験や不安喚起，過覚醒等）
やいわゆる PTSD，さらに血圧や心拍の上昇，筋
緊張や吐き気・下痢等の身体的不調が生じるとさ
れる。

　面接を繰り返すことは，子どもの認知的脆弱性
という観点からも問題である。面接を繰り返すう
ちに時間が経過し，記憶は低下する。繰り返され
る聴取において体験を同じように話すことは困難
であり，話す度に矛盾や齟齬が生じることもある。
また，途中で誘導的な質問が行われ，これが記憶
を汚染する可能性もあるだろう。子どもの精神的・
認知的脆弱性を考えると，できるだけ早期に誘導・
暗示のない面接を行い，自由報告を得る努力が必
要である。

Ⅲ　自由報告を得ることの意義

表1　再生と再認

	試験	面接
再生	自由記述： 鎌倉幕府について知るところを記せ。	自由報告： 何があったか話してください。
再認	選択式問題： 鎌倉幕府ができたのは 　a．1185 年 　b．2222 年 　c．3333 年	クローズド質問： パパに叩かれたの？ 右手で叩いた，左手だった？
手がかり再認	穴埋め問題： 鎌倉幕府ができたのは（　）年である。	WH 質問： パパは何で，叩いた？

　意図的に記憶を思い出す方法は，大きく再生と再認に分けることができる。再生は本人に記憶を検索し報告するよう求める方法である。再認は手がかりを示し，あったかなかったか，正しいか正しくないかの判断を求める方法である。表1にあるように，再生は試験であれば自由記述に，面接であれば自由報告に相当する。再認法は試験であれば選択式の問題に，面接あればクローズド質問に相当する。

　一般に，再生のほうが再認よりも正確な情報をよりたくさん引き出すことができる。まず，再生では想起者が自主的に記憶を検索し，能動的に報告量を調整することが可能である。このため想起者は確信がもてない事柄の報告を控えたり，わからない，知らないと答えることができ，このことが報告の正確性の維持に貢献する（Koriat et al., 2001；佐々木・仲，2014）。これに対し再認では与えられた選択肢を選ぶ，または「はい／いいえ」で判断することだけが要請される。そのため情報量も少なく，また回答を控えることが難しいので当て推量で答えるという可能性も高まる。

　また，自由再生はリハーサル（繰り返し思い出す過程であり，記憶の固定に貢献すると考えられる）としても機能するかもしれない。実際，自由再生を行った後の記憶は正確さが保たれやすいことを示した研究がある（大沼ほか，20015）。これに対し，再認では他者から与えられる選択肢が事後情報となり，記憶が汚染される可能性もある

（学校で用いられる選択問題も誤記憶を生じさせ得るという報告がある；Roediger & Marsh, 2005）。

　なお，WH 質問は，いわゆる穴埋め問題に当たるであろう。面接者から直接「回答」となる情報を示すことはないが，回答することへの要請力が強く，被面接者は推測で答えてしまうかもしれない。WH 質問やクローズド質問は，行なうとすれば面接の終盤に行なう必要がある。

Ⅳ　司法面接

　児童の認知的問題や子どもの話したがらない特性，そして精神的脆弱性について述べてきたが，ここでは自由報告の収集を求める司法面接について述べる。

1．司法面接とは

　欧米では子どもが巻き込まれた複数の冤罪事件を経て，1990 年代頃から子どもの特性に配慮した面接法が開発され，用いられるようになった。これを司法面接（forensic interviews, investigative interviews）という。司法面接はより正確な情報を，できるだけ心理的負担をかけることなく聴取することを目指す面接法であり，日本でも 2008 ～ 2010 年頃から用いられている。2015 年以降は，児童相談所，警察，検察の連携による司法面接（協同面接，代表者聴取ともいう）も行われている。

　司法面接を実施する第一の目的は，事案の発見・発覚後，できるだけ早い時期に自由報告を主体とした供述を得て，それを録音録画しておくことである。そうすることで変遷や汚染の少ない情報を確保できる。また，機関が連携して面接を行なうことで，面接の繰り返しによる供述の信頼性低下や精神的な二次被害を防ぐことができる。

　典型的には，司法面接は隣接する2つの部屋を用いて行なう。1つは面接室で，子どもと面接者が一対一で面接を行う。もう1つはモニター室であり，ここでは多機関連携チームの面接者以外のメンバー（バックスタッフ）が面接をモニターし，記録を作成し，欠けている情報のチェックや必要

な質問の構成を考える。面接者は子どもからおおむね情報が得られたならば，ブレイク（休憩）をとり，モニター室に戻り，バックスタッフと補充質問につき確認する。そして面接者は面接室に戻り，残りの面接を行なう。

　なお，司法面接はカウンセリングやセラピーとは異なることを明記しておく必要があるかもしれない。カウンセリングやセラピーは事実というよりも主観的な体験に焦点を当てた，未来に向けた回復・変容を支援する活動である。これに対し司法面接は，何があったかをできるだけ正確にたくさん思い出して話してもらう過去向きの調査だといえる。カウンセリングやセラピーでは，面接者は被面接者（クライエント）に対し「話したくないことは話さなくてよいですよ」と言うかもしれない。しかし，司法面接では被害事実を明らかにするために「どんなことでも全部話してください」と伝える。

2．自由報告を得る

　司法面接の大きな特徴は，オープン質問を用いて被面接者からできるだけ多くの自由報告を得ることである。オープン質問としては，以下の4種類の質問が有効である（Lamb et al., 2008；仲，2011）。

　　誘い掛け質問：「何があったか最初から最後まで，どんなことでも／覚えていることを全部話してください」これは応答に制約のない広いオープン質問である。「何か（が）ありましたか」でもよいが，最初から最後までなどと言うことで出来事の文脈や経緯も語られやすくなる。
　　時間分割質問：子どもが「Aがあった」「Bがあった」と断片的にでも話したならば，これらの言葉を用いて間を語ってもらう。例えば「Aの前には何がありましたか」「AとBの間にあったことを話してください」「Bの後はどうなりましたか」と尋ね，語られていない部分を埋めてもらう。
　　手がかり質問：「Aがあった」「Bがあった」という子どもの言葉を用い，AやBにつきさらなる情報を得る。「Aのことをもっと話してくださ

い」「Bについてもっと教えてください」などである。
　　それから質問：これは，文字通り「それから？」「そのあとは？」「そして？」とさらなる情報を引き出そうとする質問である。

　これらのオープン質問を用いることで自由報告，ナラティヴを引き出すことができる。オープン質問は，WH質問やクローズド質問より正確な情報をより多く引き出すことが確認されている（Lamb et al., 2008；仲，2011；仲，2016）。

　自由報告を得るには，まずは時間の軸の上で起きる事柄を「それから」「それから」と話してもらうのが効果的である。WH質問を用いた場合とオープン質問を用いた場合とを比較してみよう。

　架空の例であるが，○○ちゃんのおでこにかさぶたがあったとする。これを見た学校の教諭が次のように尋ねたとする。「面」は教諭，「子」は○○ちゃんの発話を表すものとする。

　　面：このケガどうしたの？
　　子：え，パパが……。
　　面：パパがやったの？
　　子：うん。
　　面：いつ？
　　子：昨日……。
　　面：どこで？
　　子：家。
　　面：なんでやられたの？
　　子：悪いことしたから。
　　面：○○ちゃん，悪いことしてパパに叩かれた？
　　子：うん。
　　面：何で叩いた？　物で叩いたのかな。痛かったね。パパも傷ができるほど叩いたらいけないよね。○○ちゃんも，悪いことはしないでね。

　子どもの報告は，これで終わってしまうかもしれない。先生の「知りたいこと」は満たされたかもしれないが，事実の調査としては子どものケガの原因や状況を明らかにはできない。

　　面：このケガどうしたの？

子：え，パパが……。
面：うん。
子：悪いことしたから……。
面：そうか，何があったかどんなことでもお話しして。
子：……テレビ見てたら，
面：うん。
子：リモコン貸せって……。
面：うん，それで。
子：イヤって言った。
面：うん。
子：また貸せって言って，やったから（右手で髪のもって右側に引っ張る動作）
面：ん，誰がやった？
子：パパ。
面：うん，それで。
子：机んとこぐーってやってたら（両手を前に出して何かをもって踏ん張るような動作）
面：うん。
子：パッて離して（手を離し自分の頭を前に打ち付ける動作）。
面：うん，誰が離した？
子：パパ。
面：そうか，それで。
子：泣いた。
面：うん，それで。
子：ママが来て，パパ怒った。パパ悪いことしたって，ママも泣いた。

面接者は（主語を確認する以外は）具体的な内容を含む質問を行なうことなく，促しをいれながら情報を引き出した。子どもの言葉をつなげば，長い語り（ナラティヴ）が得られる。

3．自由報告による情報収集

自由報告では子どもの話がどこに行くかわからない，重要な情報が確認できないのではないかと心配する向きもある。しかし，供述，証言における自由報告は，被面接者に好き勝手に何でも話してもらうということでは必ずしもない。面接者は，例えば「偶然，あるいは自分でケガをした可能性」や「誰かがケガをさせた可能性」を念頭に置きつつ「いつ，どこで，誰が，どのように……」等，収集すべき情報につき計画を立てておく。そして，自由報告で語られた事柄により，必要な情報を埋めていく。

上の例で言えば，時間情報としては，父，母が在宅している時間であること，テレビを視聴している時間であること（後でTVの番組を尋ねることで時間がわかるかもしれない）などの情報が得られる。場所についても，テレビのある場所であること，机がある場所であること，母親が来れる場所であることなどが示唆される。態様は，子ども本人から髪の毛を引っ張る動作や，手を急に離す動作，勢いで机にぶつける動作が示された（動作は録音録画に収められた）。もちろんこれらは可能性にすぎない。そのため，得られた情報を外部の情報（checkable facts；照合できる客観的情報）に照らして確認する。すなわち，得られた情報が事実を反映しているのか，誤りであるのか，あるいは嘘である可能性もあるのかを，外の情報と照らして判断する。そのため，自由報告ではできるだけ外の情報と照合できる事柄を語ってもらうことが重要である。

なお，足りない情報は，終盤でWH質問やクローズド式の質問により確認するが，これらの質問によって得られた情報は自由報告により得られた情報に比べ，精度は低い可能性がある。

4．面接の構造と多機関連携

司法面接では被面接者から自由報告を得ることを目指す。しかし，面接室に来た子どもがすぐに話し始めるかといえば，必ずしもそうではない。そもそも，子どもは何のための面接か理解していないかもしれない。また，自由報告で話すことには馴染みがないかもしれない。そのため，司法面接では以下のような段階を踏んで面接の本題へと進む。

子どもが面接に入ってきたならば，面接者は自己紹介や面接者の役割，録音録画の説明，バックスタッフの説明，ブレイクの説明などを行う。例えば，次のように導入部を告げる。「1）こんにちは。今日はお話に来てくれて，どうもありがとう（椅子を進め，座ってもらう）。2）私の名前は～

です。私の仕事は子どもからお話を聞くことです。3）この会話は録画します（機材説明）。私がお話を忘れないように，後で見ればわかるようにするためです。他の人が見ることもありますが，○○さんに迷惑がかかることはありません。4）別の部屋で，私が○○さんからちゃんと聞けているか，一緒に仕事をしている人が見てくれています。5）あとで，私がちゃんと聞けているか，相談に行くこともあるかもしれません」「寒くなかった？」「体調は？」などの配慮ある言葉も推奨される。

　このあと，面接者は，面接にかかわる約束事，すなわちグラウンドルール（背景となる約束事）を告げる。グラウンドルールは，より正確に多く話すことを動機づけることが確認されている（レビューとして仲，2012等）。

・今日は，本当のことだけを話すのがとても大切です。本当にあったことだけを話してください。
・もしも私の質問の意味がわからなかったら，「わからない」と言ってください。
・もしも私の質問の答えを知らなかったら，「知らない」と言ってください。
・もしも私が間違ったことを言ったら，「間違ってるよ」と言ってください。
・私はその場にいなかったので，何があったかわかりません。どんなことでも，あったことを全部話してください。

　その後，ラポール（話しやすい関係性）を形成するために「○○さんは，何をするのが好きですか」などと誘い掛け，子どもに好きな事柄をできるだけ自由報告で語ってもらう。面接者は「うん，うん」「そのことをもっと教えて」などと関心をもって話を聞く。近年では「話したがらない」傾向性に配慮し，導入の後，まずはラポールを形成してからグラウンドルールを告げるなど，全体を通してラポールを重視する試みも行われ，良い結果を得られている（Blasbalg et al., 2018）。

　しかし，ラポールが築けてもまだ十分とは言えない。情報をもっているのは子どもである。子どもに「思い出して話す」ということの重要性を理解してもらい，自由報告を促すために，「今日朝起きてからここに来るまでにあったこと最初から最後まで話してください」などと誘い掛け，話してもらう。このような練習は本題での自由報告を促すことが知られている（Hamilton et al., 2016ほか）。また，繰り返される出来事で，情報源が特定されにくいようなケースの場合は，まず一般的なルーチンの報告を求め，次に最後にあった時の出来事の報告を求めるなどの工夫も行われている（Danby et al, 2017）。

　このようにして準備ができたならば，「それでは，こんどは○○さんがどうしてここ（面接室等）にいるか（または来たか）話してください」「今日は何をお話しに来ましたか」などと誘い掛け，本題に入る。

　語りがでてきたならば，「うん，うん」「その後は？」と促しを入れながら，語ってもらう。ブレイクの後はバックスタッフと相談を踏まえ，例えば，「○○さんは～と言ったけれど，その場所のこともっと教えてください」や「さっき○○さんは叩かれたって言ったけれどどんな風に叩かれたか覚えていることを詳しく教えてください」等，より詳しい情報を得る。

　この他，加害をしたとされる人の言葉や会話，他の人の存在，このことを知っている人が他にいるかどうか等を確認し，最後はクロージング（終結の手続き）を行なう。クロージングでは，他に話しておきたいこと，希望，質問，また話したくなったらどうするか等を尋ね，中立の話題に戻して終了する。

Ｖ　おわりに

　以上，子どもから供述を得る際の問題や，自由報告を得る意義，そして自由報告を主体とする司法面接について述べた。

　自由報告を求めることについては「このように洗いざらい話してもらってよいのだろうか」という迷いが生じることもあるかもしれない。しかし，事実の調査は福祉的な措置，司法的介入，的確な治療や心理的支援の必要性を査定するために重要

である（これに対し被疑者には話さない権利があるので，最初に「話したくないことは話さないでよいです」と伝えておかねばならない）。

報告に対し，面接者は温かく関心をもって，しかし評価や批判を下すことなく耳を傾けることが重要である。「気の毒に」とか「お父さんはひどい人だ」と感じたり，「この子も悪いんじゃないか」とか「嘘をついているかもしれない」という思いが生じたりすることもある。しかし，こういった思いは思いとして置いておき，供述の評価や判断は面接後に外部の情報（checkable facts）と照合し総合的に行う。

このように話を聞くことで，面接者は多くを客観的・中立的に得ることができ，また被面接者も話したいことを全部話すことができる。面接者はクロージングで「他に何か言っておきたいことありますか」と尋ねるが，このようなとき，子どもが「全部話せてよかった」「すっきりした」と述べることも少なくない。書くこと，語ること，話すことは心の負担を軽減するが，司法面接においても同様の効果を期待することができるかもしれない。

文　献

Bailey, C., Powell, M., & Brubacher, S. P.（2017）The attrition of indigenous and non-indigenous child sexual abuse cases in two Australian jurisdictions. Psychology, Public Policy, and Law, 23 (2); 178-190.

Blasbalg, U., Hershkowitz, I., Karni-Visel, Y.（2018）Support, reluctance, and production in child abuse investigative interviews. Psychology, Public Policy, and Law, 24(4); 518–527.

Carol, R. N., & Compo, N. S.（2017）Other people: A child's age predicts a source's effect on memory. Legal and Criminological Psychology, 22 (1); 74-87.

Cederborg, A-C., Gumpert, C. H., Abbad, G. L.（仲真紀子・山本恒雄監訳，リンデル佐藤良子訳，2014）知的障害・発達障害のある子どもの面接ハンドブック：犯罪・虐待被害が疑われる子どもから話を聞く技術．明石書店．

Danby, M. C., Brubacher, S. P., Sharman, S. J., & Powell, M. B.（2017）The effects of one versus two episodically oriented practice narratives on children's reports of a repeated event. Legal and Criminological Psychology, 22 (2); 442-454.

Fulcher, G.（2004）Litigation-induced Trauma Sensitisation (LITS) — A potential negative outcome of the process of litigation. Psychiatry, Psychology and Law, 11 (1); 79-86.

Gudjonsson, G. H.（2010）The psychology of false confessions: A review of the current evidence. In: Lassiter, G. D. & Meissner, C. A. (Eds.): Police Interrogations and False Confessions: Current Research, Practice, and Policy Recommendations. Washington, D. C.; American Psychological Association, pp.31-47.

Hamilton, G., Brubacher, S. P., & Powell, M. B.（2016）Investigative interviewing of aboriginal children in cases of suspected sexual abuse. Journal of Child Sexual Abuse: Research, Treatment, & Program Innovations for Victims, Survivors, & Offenders, 25 (4); 363-381.

Hershkowitz, I., Horowitz, D., & Lamb, M. E.(2005)Trends in children's disclosure of abuse in Israel: A national study. Child Abuse & Neglect, 29; 1203-1214.

Hershkowitz, I. Orbach, Y., Lamb, M. E., Sternberg, K. J., & Horowitz, D.（2006）Dynamics of forensic interviews with suspected abuse victims who do not disclose abuse. Child Abuse & Neglect, 30; 753-769.

Katz, C. & Barnetz, Z.（2016）Children's narratives of alleged child sexual abuse offender behaviors and the manipulation process. Psychology of Violence, 6 (2); 223-232.

警察庁（2019）平成30年警察白書．https://www.npa.go.jp/hakusyo/h30/gaiyouban/gaiyouban.pdf

Koriat, A., Goldsmith, M., Schneider, W., & Nakash-Dura, M.（2001）The credibility of children's testimony: Can children control the accuracy of their memory reports? Journal of Experimental Child Psychology, 79; 405–437.

厚生労働省（2019）平成30年度　児童相談所での児童虐待相談対応件数〈速報値〉．https://www.mhlw.go.jp/content/11901000/000533886.pdf

Lamb, M. E., Hershkowitz, I., Orbach, Y., & Esplin, P. W.（2008）Tell Me What Happened: Structured Investigative Interviews of Child Victims and Witnesses. Chichester: Wiley & Sons.

Leach, C., Powell, M. B., Sharman, S. J., & Anglim, J.（2017）The relationship between children's age and disclosures of sexual abuse during forensic interviews. Child Maltreatment, 22 (1); 79-88.

仲真紀子（2011）NICHDガイドラインにもとづく司法面接研修の効果．子どもの虐待とネグレクト，13 (3); 316-325.

仲真紀子（2012）子どもの証言と面接法．In：日本発達心理学会編，根ヶ山光一・仲真紀子 責任編集：発達科学ハンドブック4―発達の基盤：身体，認知，情動．新曜社，pp.284-296.

仲真紀子編著（2016）子どもへの司法面接：進め方・考え方とトレーニング．有斐閣．

仲真紀子（2019）少年の認知特性と司法面接―法と心理

学の観点から．In：山口直也編著：脳科学と少年司法．
　現代人文社，pp.32-49.

Nelson, C. A.（1995）The ontogeny of human memory:
　A cognitive neuroscience perspective. Developmental
　Psychology, 31 (5); 723-738.

Nelson, K. & Fivush, R.（2004）The emergence
　of autobiographical memory: A social cultural
　developmental theory. Psychological Review, 111 (2);
　486-511.

Niederberger, J. M.（2002）The perpetrator's strategy as a
　crucial variable: A representative study of sexual abuse
　of girls and its sequelae in Switzerland. Child Abuse and
　Neglect, 26; 55-71.

大久保愛（1987）子育ての言語学．三省堂選書．

大沼夏子・箱田裕司・大上渉（2005）目撃直後の自由再
　生は情報源誤帰属を予防する：出来事の情動性の効果．
　認知心理学研究，3 (1); 133-140.

Roediger, H. L. III & Marsh, E. J.（2005）The positive
　and negative consequences of multiple-choice testing.
　Journal of Experimental Psychology: Learning,
　Memory, and Cognition, 31 (5); 1155-1159.

佐々木真吾・仲真紀子（2014）異なる詳細さで報告する
　スキルの発達―だいたいと正確．心理学研究, 84 (6);
　585-595.

総務省（2018）いじめ防止対策の推進に関する調査　結
　果に基づく勧告．https://www.mext.go.jp/component/
　a_menu/education/detail/__icsFiles/afieldfile/2018/1
　0/02/1409383_002.pdf

Sorensen, T. & Snow, B.（1991）How children tell: The
　process of disclosure in child sexual abuse. Child
　Welfare, 70 (1); 3-15.

上原泉（1998）再認が可能になる時期とエピソード報告
　開始時期の関係―縦断的調査による事例報告．教育心
　理学研究，46; 271-279.

心の科学とナラティヴ・プラクティス：§4　実証研究におけるナラティヴ

語りから立ち上がる人生

聴き手の役割

白井利明 *

＊ 大阪教育大学教育学部

I　語りの謎

　私は 28 年間の縦断研究を行い，今も続いている。研究の目的は人生構築のメカニズムの解明である。ひとが自分の人生をどう立ち上げるのかを知りたいからである。「人生の立ち上がり」とは本人の目線でみた人生構築をいう（白井，2010）。人生構築は将来に目標を立てて実現する努力の過程でもあるが，現実には自分の思い通りにいかないことがさまざまに起きる。そうしたなかでの人生の折り合いのつけかたを知りたいのである。

　ナラティヴ研究は「人生があるから語られるのではなく，人生は語ることで構築される」という。私たちは語られなくても人生があることを知っているので，謎めいて聞こえる。それは何を意味しているのだろうか。縦断面接調査における聴き手としての体験を率直に述べることで考えてみたい。

II　語りの身体化

　なぜ縦断研究を始めたのか。人生を研究する際に，よく使われる方法は回想法であろう。しかし，回想法は，記憶の変容や想起時点の影響が避けられない。客観的事実（いつ・どこで・だれが・どうした）は歪曲が少ないだろうが，主観的事実（当時，どう思っていたか）では注意が必要である（白井，2019a）。そこで，追跡法が必要となる。追跡法とは対象者が人生を歩んでいく速度にあわせてデータを収集する方法である（嶋崎，1995，p.45）。実際に出来事が起きている時点で調査す

るので，その時々の心情を正確に収集できる。追跡法が発達心理学では縦断研究にあたる。

　縦断面接調査をしたのには別の理由もあった。本研究が取りあげる時間的展望は，過去や未来に対する考えかた，もしくは現在・過去・未来の関連づけのことであるが，その時点での未来と過去の表象でしかない。そのため，時点ごとに時間的展望を繰り返し測定しても，今，今，今というように時点ごとで切れていて，時間は流れていない。しかし，私たちに経験される時間は流れている。どうしたら時間の流れを捉えられるのか。縦断面接調査をして追跡したら，時間の流れを捉えられるのではないか，と考えた。

　時間は，未来が現在となり，そして過去となる。そこでは，目標や見通しを立て（未来／予期），それに向かって努力するが（現在／行為），その結果，実現したりしなかったりする。その結末から振り返って意味づけをしている（過去／意味）。こうした予期・行為・意味の循環を捉えるなら，今，今，今における時間表象のあいだの関連を捉えることができるのではないか，と考えた。

　縦断研究をしてみて，語り手の体験する時間の流れを捉えることができたか。むしろ，聴き手の側に時間が流れた。なぜ聴き手の側に時間が流れたのか。

　本研究は時間的展望を測定するため，語り手の未来展望も聞いている。そのため，私が次に会ったとき，語り手がどうなっていくかを予想していた。たとえば，Aさんは，24 歳のとき「彼氏に付

いていく」といっていた。それなのに，次に会ったとき（27歳），彼氏と別れる選択をしていた。聴き手の私は「何で？」と驚いた。私は彼氏と結婚していると思っていたからである。しかし，その後，30歳，そして40代と語りを聴くうちに，「何で？」という疑問はかたちを変えていった。語り手の予期・行為・意味の循環を捉えるなかで，聴き手のなかに時間の流れの感覚が生じたのである。

　ここで私に驚きの体験があったことに注目したい。それによって聴き手に情動が生じたからである。これは聴き手が語りを身体化したことを意味する。身体化とは，語られた出来事が情動によって身体に刻まれ，何らかの感覚として残ることである。この感覚が聴き手の時間に区切りを入れる。語られた出来事を感覚の前と後というように序列化したり，その感覚と次の感覚のあいだというように時間の持続を作ったりする。そのため，聴き手に時間が流れたと思われる。

Ⅲ　二重の景観

　ここまで述べたことは，聴き手の時間の流れの体験であって，語り手の時間の流れの体験ではない。私が知りたいのは語り手の体験のほうである。
　語り手の体験した世界を一人称の世界（主観）と呼ぶが，語り手が語った世界（たとえばトランスクリプトに書いてあること）がそのまま一人称の世界になるのではない。たとえば，かつてトランスクリプト（文字起こしされた語り）を語り手に確認してもらったら，真っ赤に修正されて返ってきたことがある。トランスクリプトは，語り手の語りを文字起こししたものなので驚いた。
　実は，語り手にとっても，語り手が語っているときに自分のなかに見えている世界と，語られた内容から見えてくる世界は同じでないのだろう。タイムラグもあるだろうし，そもそも語りては一度に全てを語ることもできない。それにもかかわらず，語り手自身はトランスクリプトから自分が思ったのと同じ世界を見ることはできる。だから，他人にどう見えるかを考えて修正したのかもしれない。しかし，聴き手（研究者）からすれば，語

られた内容のみから解釈して語り手の見ている世界を組み立てるのは危険であろう。
　語り手である本人と聴き手である他人では何が違うのか。語り手があることについて語っているとき，語り手にはそうでない世界も見えている。たとえば，Ａさんが彼氏と別れたことを語っているとき，聴き手はＡさんが彼氏と別れたことを知るが，Ａさんは彼氏とつきあってきたときのことも見えている。こうした2つの世界は，ブルーナーによって「二重の景観」（two landscape; 2007, p.34, 解説 p.150; 2002, p.27）と名づけられている。しかも，ここには「胸騒ぎのする二重性」（restless dualism; 2007, p.35; 2002, p.27）がある。単に2つの世界が見えているだけでなく，その2つの世界が衝突したり，矛盾したり，和合しあったりしている。Ａさんの心の痛みを聴き手が理解したのは，それから15年後の面接調査のとき，Ａさんが「彼氏を裏切った」と述べたときであった。当時の私は「何で？」と驚いただけだったのである。
　それでは，聴き手が語り手の二重の景観を理解するには，どうしたらよいのだろうか。

Ⅳ　もう一つの世界

　私が面接調査で重視しているのは，語り手の見ている現実世界を一緒に見ようとすることである。たとえば，教師の仕事であれば，それに満足しているかどうかといった主観的な評価だけでなく，学校の規模や働き方，相談相手やロールモデルの有無といった事実を詳しく尋ねる。これは二重の景観を見るためというより，そもそも，こうした情報が人生構築のプロセスの解明に必要だからである。人生の構築は個人が環境との相互作用によって行われると考えているので，そのひとがどのような環境のなかで，どのように環境と相互作用しているのかを知ることは不可欠である。
　また，語り手が自分の考えたことや感じたことを語ったら，その元となる出来事や具体的なエピソードも尋ねるようにしている。これは，どのような出来事や経験に対して，語り手がどのように対応しているのかを知るためである。私が知りた

いのは，語り手の主観だけでも，現実世界だけでも，あるいはその両方でもなく，語り手が現実世界に対してどのようにかかわっているのかという，語り手の現実世界との関係のありかた（相互作用）だからである。

　そのようにしていると，聴き手の私には，語り手が語ったのとは別の世界が見えてくることがある。たとえば，Ｂさんは，夫婦ともに忙しくなって気持ちが合わなくなり，離婚してしまったが，彼女は自分が退職して主婦になればよかったと後で後悔している。しかし，聴き手の私には彼女の問題ではないと思っている。聴き手はあくまでも語り手の見ている世界をそのままに理解しようとしているのに，困ったことに，そうでない世界も浮かんでくるのである。

　聴き手に見えた別の世界は，現実世界（real world）に対して，可能世界（possible world）にあたる。可能世界とは，「ありうる世界」や「ありえた世界」のことをいう。可能世界は，聴き手と同じかどうかは別として，語り手にも見えているかもしれないものである。これが語り手の二重の景観に迫る手がかりになるかもしれない。あるいは，ナラティヴの大切さがもう一つの世界（オルタナティブ）を立ち上げることにあるとしたら，それが生まれる契機となるかもしれない。

　調査協力者と私は大学の学生と教員という関係であった。そのせいか，私はかれらを「見守っている」と思われているようである。かれらが語っている世界とは別の世界を私が見ていることがある種の安心感となっているのかもしれない。

Ⅴ　二人称の世界

　聴き手に二重の景観が見えたとしても，語りから聴き手がつかまえた世界が語り手の見ている世界と同じかどうかは，どうしたら確認できるだろうか。いうまでもなく，聴き手は自分の理解したものを語り手にフィードバックして確かめていくことになる。それでは，語り手が同意すれば，確認されたことになるだろうか。もちろん，そうなのであるが，単に「そのとおりです」といわれるだけでは確信がもてないこともある。確信をもつためには，聴き手のなかに語り手と世界を共有したという実感が必要であろう。そうした実感を聴き手はどのようにして得るのだろうか。

　伝えあいの理論を提唱する乾孝は，聴き手という他者の体験をくぐることで，語り手は「いまだ自覚し得なかった側面に対する認知も深め」（いぬい・うどう，1965, p.49），「今，ここで」を超える「未発」（同，p.9）の未来が立ち上がるという。語り手と聴き手の対話が現実を超えていくのである。そのことが出てくるなら，聴き手は確信をもつことができるように思われる。

　たとえば，Ｃさんは40代で職場に天井感を抱いているとき，転職の誘いがあった。聴き手からすると今すぐにでも転職したいはずなのに，そのままに放置している。そのことを尋ねると，転職は引っ越しをしなければならず，そうなると妻が仕事を辞めなければならない，とのことであった。妻は辞めてもいいといっているが，そのことが自分にはプレッシャーになると答えた。聴き手には，Ｃさんがこれから転職に向かうのか，今のままなのか，わからなかったが，「転職しても今のままでも，後から振り返ったら，今が人生後半のための転機だったと思うのではないか」といった。それについて，Ｃさんは否定も肯定もしなかったが，面接調査が終わって別れるとき，思いがけず「転職を誘ってくれているかたに条件を聞いてみます。それからですね」といった。私は「いつになるかわからないが，次に会うときに話を聞くのを楽しみにしているよ」といった。聴き手は，対話をとおして語り手に，堂々巡りになって悩んでいる今を超えて，未発の未来が立ち上がったのではないかと感じた。このことから，聴き手は語り手に見た世界（転職するかしないかの分岐点にあること）が確かに語り手にあったと思ったのである。

　語り手と聴き手が共有する世界を二人称の世界（共同主観）と名づけるなら，聴き手は二人称の世界を見ることで，一人称の世界（主観）に迫ろうとするといえる。二人称の世界とは，語りの文脈を共有する目の前の相手に呼びかけ，相手からの

応答を受けて見えてくる世界である。動けないでいる思いは外からの声を聞くことなしに出口を見出せない。自分にない他者の視点と結合するなら，自分の思いは新たなステージに躍（おど）り出る。

VI　表現としての語り

　面接調査で私が目指している関係は，「肩を並べて共通の課題にむかっている」（いぬい・うどう，1965, p.3）関係，つまり共同の関係である。ここで「共通の課題にむかう」とは，調査協力者が「よりよい人生を送りたい」と考えていることを受けて，私はかれらが「よりよい人生を送ってほしい」と願っているし，かれらも私がそのように願っていることを受けとめているといったことを考えている。それは，面接調査が終わって別れるとき，かれらがしばしば「次回はもっと先生によい報告ができるように頑張ります」といった言葉が出てくることにも現れている。

　語りは自分の思っていることを何でも表現できるわけではない。自分の思っていることを自分で捉えることができなければ表現できない。

　たとえば，調査協力者が24歳頃の面接調査で，私は付き合っているひとの有無や結婚の予定を尋ねたが，あまり答えてくれなかった。プライベートなことを聞きすぎたからだと当時は思っていた。相手との信頼関係の問題で考えていたのである。しかし，27歳頃のときに聞くと，いっぱい話してくれた。明確に結婚を意識して付き合っていることがわかった。そこから遡（さかのぼ）って考えてみて，24歳頃では，付き合っているひとがいたとしてもまだそのひとが結婚相手なのかどうかわからないし，言葉にすることで自分の気持ちが損なわれることを避けたのではないかと思った。

　以上のことから，24歳頃では，結婚に関して，自分の内界（気持ち）は外界（状況）と未分化であり，それゆえ表現も十分にはできていない。27歳頃になって，内界と外界は分化し，自分に気兼ねすることなく自分を表現できるようになる。なぜなら，そこでは，「30歳までに結婚している」という見通しと「まだ結婚していない」という状況とが対立しており，そこから結婚に対する具体的な要求が明確になる。自我は要求の体系のことなので（宮川，1955, p.53），自我が立ち現れているともいえる。対立は解決していないため，見えた世界をそのまま表出するのではなく，いったん止める。ここに自己内対話が生まれる。この自己内対話は「各人の内部に潜在する他者との対話」（いぬい・うどう，1965, p.14）である。

　縦断研究は聴き手が語り手の人生を一緒に歩むため，自己内対話の内なる他者として聴き手が登場してくるかもしれない。そうだとすれば，27歳のときの聴き手は，24歳頃の未分化な語りを聴いていた聴き手でもあることもふまえて，27歳の分化した世界を表現したのかもしれない。実際に，調査協力者から「過去のことも知っている先生だから安心して話せる」といわれることがある。聴き手が語り手にインターバルを置いて時々会うということが語り手の人生の再構築に有益なものになっているのだろう。聴き取りのなかで，どういう出来事が選ばれ再編成されるかは，聴き手との協働で整えられる文脈に依存するからである。

VII　視点としての自我

　唐突な言い方になるが，そうしたなかで，自我はどこにいるのだろうか。すでに自我は要求の体系と書いたが，自我は内界の一部だから，内界にいるはずである。ところが，回想の語りにおいては，内界も外界も俯瞰（ふかん）したように語られるから，内界と外界の外にいることになる。

　乾孝は，何かが見えるには，日常では見えない（体験されない）一つの点から定位されなければならないと述べ，虚構である，その一つの点が自我であるという（いぬい・うどう，1965, pp.53-54）。たとえば，近代において遠近法が発明され，ある一つの点から見て描くことで，風景を「見えたまま」に描くことができるようになった。遠近法はものを見るときの視点の所在を示すものであるが，それが近代の自我の眼差しの特質を示している。しかも，この「見え方」は，他者（制作者と肩を並べて共通の課題にむかっている鑑賞者）の「見

え方」を前提として初めて自覚されるものである。それゆえ，突き詰めていうと，語り手と聴き手の対話のなかで自我が現れるともいえるのである。

そうであるなら，私たちが自我を捉えようとするとき，語られた内容だけでなく，内容の全体を見つめている一点に定位された視点を捉えなければならないことになる。

VIII　語りで立ち上がる私

自我は自分が「宇宙の中心」（Erikson, 1968, p.220）であるという感覚である。そこで，自分を突き放すかのような鳥瞰の視点は，自分が宇宙の中心にいるかのように転倒されなければならない。自分ではどうにもならないものは逆に突き放さなければならない。そうした相互反転は，社会や他者によって押しつけられたもの（受動的なもの）を自分が主体的に選んだもの（能動的なもの）へと転換するが，これが自我の働きである（Erikson, 1968, p.219）。それでは，自分と世界を鳥瞰する視点は，どのようにして自分が宇宙の中心にいる感覚と相互に転換されるのだろうか。

たとえば，Ａさんは人生に満足しているという。大学卒業時の第一志望は教員だったが，それが叶わず，企業に就職した。しかし，ある出来事がきっかけで教員に転職した。Ａさんは企業とは違う教員の社会になじめないでいた。しかし，教員として確立した今，企業で働いた経験があったからこそ，最初から教員でスタートしたひと以上に教員の魅力を感じている，と語っている。

こうしてＡさんは必ずしも人生がポジティブな出来事で満たされているから「満足する人生」としているのではなく，「それ（会社員の経験）があるから今がある」と語ることで「満足する人生」という意味づけを構成している（白井，2019b）。いいかえると，Ａさんは人生を逆行的に鳥瞰して，なりたかった教員になっている結末から過去（会社員）を捉え，今度は人生の順行的な時間の流れに戻すことで，満足できる人生という意味づけをしている。

この解釈のしかたはＡさんの「語りかた」から

Ａさんの「人生の立ち上がり」を構成したものである。ナラティヴ研究では，「人生があって語られるのではなく，語りかたから人生を構築する」といわれるのは，人生の軌跡があるだけでは自分にとって意味ある人生として経験されているとはいえず，人生は語られることによって初めて意味ある人生として経験されるということなのであろう。

語りは結末から振り返って「人生を正当化する（justify）」といわれる。確かに私の縦断研究でも調査協力者は「結婚，出産など関係なく自分で満足（幸せ）を判断できたことが良かった」，「長年たくさんの人生に触れてきた先生に『あなたの生き方は素敵だ』『あなたの人生は良かった』と一言後押ししていただけることが一番嬉しい」という。調査に応えるのは自分の確証のためなのであろう。

しかし，これを正当化とするには抵抗がある。正当化という日本語には言い訳をするといったネガティブなニュアンスがある。語りを聴いていると，むしろ「どの人生が正しく，どの人生が間違っているということではない」ということを意味しているように思える。一人ひとりの人生は，そのひとにとって１回しかない，かけがえのない人生であるということを訴えているように思えるのである。

実際のところ，Ａさんにしても，「満足できる人生」は正当化によって得られたのではない。転職するという行為によって自分の人生を拓いてきているのである。意味づけは予期と行為に連なる循環のひとつのモメントにすぎない。「それ（過去の出来事）があるから今がある」といった語りは，人生の正当化で終始するものではなく，これから何があるかわからない未来の人生に向かうための地固めとなるはずのものである。

IX　実感の重ね合わせ

調査協力者が40代になった語りを聴いていると，確かに落ち着いてきたように思える。40代で落ち着いてきた原因はさまざまだろうが，聴き手の実感として考えてみると，20代のときの語り手はいろいろと困ったり苦しんだりしていた。それ

を聴くたび，私が何もしてあげられないことに苦しんでいた。その傷が完全に癒えることはないが，今は多少，和らいでいる。それは，10年後，20年後の今に話を聞くと，それなりに解決したり，あるいは，語り手が距離を置いたりしているように思えるからである。こうして，私なりではあるが，語りを聴いて苦しんだり，喜んだりして，縦断研究は私の人生の一部になっているのである。このことが聴き手の私のなかに時間が流れたという感覚をもたらしたのであろう。

　このことを語り手にも当てはめて推測してみると，語り手のなかにも同様にして時間が流れているのではないだろうか。人生の過程で，予期と違って驚いたり，危機があって苦しんだり，それが意外とあっさりと解決したりするといったなかで，時間の流れが作り出され，ここまでやってきた，もう過去には戻ることができないといった過去の積み重ねが落ち着きを作り出しているのではないかと思うのである。

　しかし同時に，40代の落ち着きは自己実現の戦いのつかのまの棚上げであり，それゆえ不安定さの現れであるようにも思える。調査協力者と別れるとき，私は切ない思いに襲われるからである。

　以上，40代の落ち着きについて，聴き手の実感と重ね合わせて考えてみた。このことから敷衍すると，聴き手の見ている世界は，自分のなかに生じている実感と重ねた語り手の世界であり，それを語り手とも共有しているという確信がもてるとき，「語り手の見ている世界」として聴き手が構成しているのではないかと思われる。しかも，この確信は単にそのとき，その場だけのものではなく，共有の積み重ねという歴史をふまえて行われるものである。

X　聴き手の使命

　語りは語り手と聴き手の共同性が基盤となるが，実際には両者の関係は予定調和ではないし，一体的でもない。聴き手は語り手にチューニングしようとするが，他方で別の世界が見えてきて，それを確認するべきかを逡巡している。こうした揺らぎ

をとおして聴き手は自分や社会のもっている「ありがちなストーリー」に語りを流し込もうとする力に絡め取られたり，かつ抗ったりする。語りが他人の「大きなストーリー」に回収されると本人には抑圧的に作用することがあるが，そのせめぎあいの真っ只中にいるのである。

　私にとって「人生があるから語られるのではなく，人生は語ることで構築される」とは，そのひとにしかない土着（indigenous）のストーリーを捉えようとすることで，1回だけのかけがえのない人生を生きるという意味での普遍性を語り手が獲得しようと戦っている現場に聴き手が必死に立ち会うことを意味している。聴き手（研究者）はそうした瞬間，瞬間に立ち会うことで，そのひとの戦いを聴き届け，それをほかのひとに伝えていく語り部ではないだろうか。

謝辞：本特集の編集していただいた野村晴夫氏，また森岡正芳，日潟淳子，土元哲平，上川多恵子の各氏に，本稿の元となる原稿を読んでいただき，ご教示を得た。お礼申し上げます。

文　　献

Bruner, J. S. (2002) Making Stories: Law, Literature, Life. Cambridge, MA: Harvard University Press.（岡本夏木・吉村啓子・添田久美子訳（2007）ストーリーの心理学―法・文学・生をむすぶ．ミネルヴァ書房．）

Erikson, E. H.(1968)Identity: Youth and Crisis. New York: Norton.（中島由恵訳（2017）アイデンティティー青年と危機．新曜社．）

いぬいたかし・うどうかずこ（1965）形象コミュニケーション―視覚伝達の基礎理論．誠信書房．

宮川知彰（1955）青年心理学．共立出版．

嶋崎尚子（1995）追跡法―データ収集の方法（2）．In: 大久保孝治・嶋崎尚子：ライフコース論．放送大学教育振興会，pp.45-52.

白井利明（2010）人生はどのように立ち上がるのか―「予期せぬ出来事」に着目して．心理科学，31(1); 41-63.

白井利明（2019a）中途障害のある青年はどう自己連続性を構築するか―語りの前方視的再構成法による分析．発達心理学研究，30(1); 34-43.

白井利明（2019b）青年期から中年期の人生の語り直しと時間的展望．教育心理学年報，58; 268-270.

心の科学とナラティヴ・プラクティス：§4　実証研究におけるナラティヴ

親子間のコミュニケーションにおけるナラティヴ

小松孝至 *

* 大阪教育大学教育学部

I　はじめに：心理学のナラティヴ研究と子どものナラティヴ

心理学における質的研究の対象・方法としてのナラティヴには，往々にしていくつかの前提が想定されるように思われる。たとえば，多くの研究では，喪失体験，病いや障がいにかかわる経験，仕事に関する体験や考え方，価値観など，語り手にとって人生・生活のなかで大きな意味づけを与えるべき出来事・内容が取り上げられる。そして，こうしたナラティヴは，研究者の問いかけに応じた，比較的長い時間をかけたインタビューにおいて生成されることもまた，多くの研究に共通する。つまり，研究者などの問いかけに（聴き手との共同性はありつつ）自らある程度筋立てて語る人物が参加者・協力者となるという前提である。具体的な内容・手順は多様でも，こうして多くの研究では「（ある程度自律的に語るという意味で）大人による」「人生・生活において重要な内容に関する」「研究者や治療者に語られた」「比較的長い」ナラティヴが想定されているように思われる。

しかし，動詞・名詞としてのナラティヴが意味するものは，決してそれらにとどまらない。たとえば，ナラティヴの構造や機能の分析を行ったLabovらのナラティヴの定義を訳すと「少なくとも一つの時間的な接続を含む複数の節（clause）の連続体」（Labov et al., 1967, p.28）となる。これに基づくなら，問い－答えの文脈におかれない，ありふれた出来事のごく短い説明（たとえば，家族に「今日は急に雨が降ったから濡れちゃって大変だった」と語ること）も，十分ナラティヴとしての資格を持ちうる。もちろん，その語り手は大人に限らない。ここでは，このような前提で，「子どもが」「日常的な出来事について」「研究者以外に対して（研究以外の文脈で）」語るナラティヴを，これまでの研究を踏まえて意義づけたうえで，ナラティヴ研究の視点をあらためて考えてみたい。

II　子どものナラティヴと自己：発達心理学のアプローチ

幼児期・児童期の子どもたちの日常生活の中には，家庭での会話や学校教育で取り組まれる日記指導・スピーチ活動など，さまざまな場面で子どもが自身の経験を物語る実践を見いだせる。議論の前に，筆者がこれまで研究の中で扱ってきた，そうした相互作用の例（表1）を示しておいたほうがよいだろう。ここでは幼稚園に通うある男の子とその母親の，ごく短いやりとりをご覧いただきたい。読者のナラティヴの基準には合わないかもしないが，それぞれ過去の2つ以上の場面・内容のつながりがみられるやりとりとはいえるだろう。

さて，筆者が表1で挙げたような，ナラティヴを含む親子の会話を記録し分析をはじめた理由は，このやりとりが子どもの「自己」のありようを理解する手掛かりになるのではと考えたことにある。筆者が最初に母子の会話の録音記録を依頼した今から20年ほど前，就学前の子どもたちが家族（特に母親）との会話の中で自分の経験を語ることに

表1　母子の会話事例

事例1　（子：5歳10カ月／4歳児クラス3月）（小松，2015）
母　しがつになったら　ゆっち《対象児》たち　おっきいぐみ　《5歳児クラス》やで　わかってる？
子　うん
母　しっかりしてな
子　しおりちゃんと　りえこちゃん　しゃべる
母　なに　しゃべってんの？
子　せんせいに　おこられる　［あはは
母　　　　　　　　　　　　　［ふふ　せんせい　おはなししてるときに？
子　うん
母　しゃべってたん？
子　うん
母　な　ゆっちは　ちゃんと　せんせいの　おはなし　きいてたん？
子　うん
母　ほんまー？　えらい　ひとのことは　あれやねんけどな　ほんまかな

事例2　（子：6歳4か月／5歳児クラス9月）（小松，2015）
子　まだ　《竹馬に》のられへん
母　まだ　のられへんの
子　しんくんとか　やむむら　けいくん
母　ほんま　もう　わるぐみ　さんにんやなー　やむむら　けいくん　しんくん　［ゆっち　いうたら
子　　　　　　　　　　　　　　　　　　　　　　　　　　　　　　　　　　　［ふふふ　わるぐみやー
子　けんたろうくん
母　ああ　そうそう　けんちゃん　ぬけてんな　けんちゃんと　よにん　わるぐみや
子　《笑う》ふふ　ははは
母　あ　わすれてた　もうひとり　りょうじくんもや
子　ふふふ　［ははは
母　　　　　［はは　わるぐみ　ごにんや
子　ふふ　りゅうきくんは？
母　りゅうきくんは　おとなしいやん

注："［"は同時発話の箇所。補足的情報を《　》内に表示。人名は全て仮名，他にも表現を若干変更した箇所がある。

ついて，子どもの自己の発達と結びつけ考察する発達心理学研究が国外の複数のグループから発表されていた。その議論にふれ，それまでの発達心理学で，「〜ちゃんはどんな子かな？」といった，研究者からの定型的なインタビューへの回答を分類するなどして分析されてきた子どもの自己像と異なる，生活の中で明確化する子どもの自己を，たとえば，「保育での経験に関する母子の会話」のような，日常的によくみられる場面から捉えられるのではないかと考えたわけである。

では，発達心理学の研究は，このように親子が経験を語る行為を，どのように子どもの自己と結びつけようとする（した）のだろうか。当時およびその後の研究を筆者の視点から簡単に整理すると，つぎのようになる（詳細は小松（2010）を参照されたい）。

まず，こうした研究の中心となったのは，認知発達や言語発達に関する研究を背景に，子どもの自伝的記憶の発達においてこうした会話がもつ意義に着目する研究である。これらの研究は，子どもが経験を語ることについて，親子の共同作業としての側面に着目する。そして，会話の中で親が出来事についての詳細を付け加えたり，さまざまな質問，特にオープンエンドの質問を投げかけたりすること（これらはまとめて精緻化（elaboration）という語で表現される）が，子どもが自らの重要な経験についてもつ記憶のあり方と結びつくと考えた[注1]。また，親子の精緻化の高低に存在する個人差は，その後さらに多くの認知発達・社会的発

注1）これらの研究では，遊園地を訪れた経験といった，子どものそれまでの生活で比較的大きな出来事に関する記憶を自伝的記憶として扱っている。

達の個人差（たとえば，心の理論の発達や親子の
アタッチメントの安定性など）との関連が検討さ
れた（e.g., Fivush et al., 2006; Laible et al., 2009）。
つまり，会話の中のナラティヴにみられる精緻化
のプロセスが，自伝的記憶だけでなく，さまざま
な側面で自己・他者の理解と結びついていると考
えられたわけである。

　さらに，家庭での観察記録から，子どもの経験に
関するナラティヴを，いわば文化の一員としての
発達の場として意義づける研究も模索された。こ
うした研究では，たとえば台北とシカゴの中流家
庭の比較において，子どもの過去の行動の取り上
げられ方が異なる（前者では規範からの逸脱など
が教訓的に語られることが多く，後者では「娯楽」
として語られるような内容が多いなど）（Miller
et al., 1997）というように，主に比較文化的な観
点を中心に親子のナラティヴが論じられた。この
ような研究を参照するなら，事例1・2の会話も，
子どもの行為を親子が共同的に再構築し，評価す
るやり取りとして，また，子どもの記憶や自他の
理解（どんな子どもたちか），さらには文化の中
で共有された価値観（幼稚園でどうふるまうべき
か）の理解と結びつく可能性をもつと考えられる
だろう。

Ⅲ　生活の中の行為としてのナラティヴ

　これら，子どものナラティヴと自己に関して蓄
積された発達心理学研究の知見は1つの枠組みを
共有していると思われる。それは，子どものナラ
ティヴが発達の過程でみせるようになる何らかの
安定的な特徴に意義を見出し，明らかにしようと
するものである。つまり，子どもの内面に想定さ
れる自伝的記憶や自他の理解と結びついた精緻な
語りであれ，コミュニティで共有される価値を反
映した語りのスタイルであれ，親子の共同的なナ
ラティヴには安定的に見出せる特徴があり，そこ
で子どもたちが身につけるものが「自分は何者か」
を明らかにするもの，ひいては子どもの自己の育
ちを示すものだという考え方である。この観点は，
発達研究のオーソドックスな考え方とも整合的で，

アプローチの1つとしては有意義である。

　しかし，日常的な会話の記録を縦断的かつ大量
に書き起こしながら，筆者はそうした枠組みに入
りきらない「気まぐれさ」，やりとりの「一回性」
を無視できなかった。端的に言うなら，親子が語
る内容，語りの精緻さは日によってずいぶん異な
るということだ。たとえば，事例で示したような
会話が，ある時期繰り返しおこり，その特徴や発
達の道筋が明確かというと，（家族の働きかけにも
よるが）むしろ，形を変えつつ「思い出したよう
に」起こるといったほうが近い場合が多い。生活
の中で，親子それぞれの関心や気分，その場にあ
るものなどに応じて，会話はかなり変動すると思
える——実際，私たちの日常会話は，面接調査の
ように定型化された問いかけで始まり，コントロー
ルされるものではない。

　日常会話がさまざまな要因によって変動するの
は当然と思われるかもしれない。心理測定の用語
を用いるなら，そうした変動はいわば「測定誤差」
で，その背後で子どもの中に安定して発達する何
かを捉えるのが重要なのだと。実は，前節で紹介し
た「精緻化」をめぐる研究の多くは，前もって研
究者が設定した条件にあう話題を事前の調査で選
んで親子にそれを語るよう求め，いわば人工的に
開始した会話を記録・分析していた。それは，日
常の偶然性をコントロールするための手続きとも
いえる。しかし，日常会話の中で語る行為の気ま
ぐれさは本当に単なる誤差なのだろうか。たとえ
ば氏家（1996）が指摘したように，むしろ，そう
した気まぐれさにこそ発達のダイナミズムが存在
しないだろうか。

　また，語られた内容の解釈が，文脈や生活の背
景の理解と切り離せないことも，日常会話の分析
では頻繁に起こる。つまり，語り手にとって既知
の人物，背景などについて改めて詳細な解説が加
えられることは少なく，内容についてある程度の
情報が共有されていないと，何が興味深い（面白
い）かの理解が難しいのだ。たとえば，事例2で
は「けいくん」や「しんくん」を具体的に思い浮
かべられるかどうかで，会話から理解されたり感

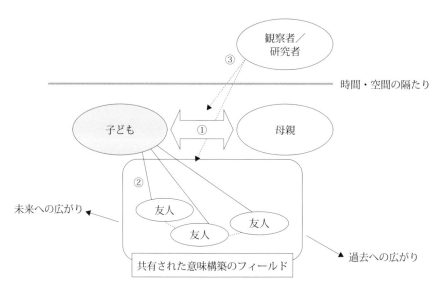

図1　会話におけるナラティヴと関係論的な自己に関するモデル（Komatsu, 2019）

じ取られたりする内容は大きく変わってくるだろ
う。このことは，生活の中のナラティヴを収集し
研究する者が，実は当事者にとっての意味を十分
把握し得ない可能性を示唆する。

　日常的なナラティヴのこのような特徴を積極的
にとらえると，発達心理学の研究で暗黙の前提と
してきた考え方を超えざるを得ない。つまり，子
どもたちのナラティヴは，安定して存在する能力
や心理的実体（たとえば「自伝的記憶」）のあらわ
れ（＝誤差はあってもいつでもどこでも再現され
うる）というより，他者と出会う中で，心理学的
には誤差と言われるようなゆらぎ，偶然性を多く
含み込みながら起こる現象，そして，読み手によ
って意味が異なる現象となる。では，そのように
ナラティヴを捉える枠組みとしてどんなものが考
えられるだろう。次節ではこの点を，筆者が考察
してきた「自己」に着目しながら考えてみたい。

IV　ナラティヴと自己：関係的な意味構築過程

　前節で説明した観点から親子が会話の中で物語
る行為を整理すると，それはきわめて関係的な現
象といえる。ナラティヴは，①語り手とパートナ
ー（事例の子どもにとってみれば母親）とのその
場の相互作用の中で不規則に現れ，その中で，②
表現される対象（経験した出来事やそこでかかわ

った他者）と語り手との関係をつくりだす。さら
に，前節で述べたように，とりわけ生活の中のナ
ラティヴに絶対的な理解はない。研究の中で意味づ
けられたり評価されたりするのは，特定の見方を
とる研究者による解釈といえる。会話の中で親子
が感じ取っているであろう「意味」は，客観的に，
誰にでも容易に共有可能なものではないし，研究
者が会話から「子どもの自己」として捉えるもの
が，会話に参加した親子にその場で意識されるこ
とはまれだろう。

　ここで，子どもと語りのパートナーとしての
親，そして記録した会話を読み取り理解しようと
する研究者の関係は，図1のようにあらわせる
（Komatsu, 2019）。たとえば事例1でのやりとり
は，子どもと母親の交渉であり——幼稚園での様
子が気になる母親に対し，子どもは園できちんと
ふるまっていると主張し（①），それは，幼稚園で
出会う友だちと自分を対比して描く（②）ことに
もよっている。そして，そのやりとりを後日，録
音記録として聴く研究者（筆者）は，母親との交
渉における子どもの位置どり（positioning; Harré
et al., 1999）や，友だちとの対比の中に「子ども
が何ものか」（子どもの自己）のあらわれを読み取
り記述する（③）ことになる。ここで，子どもの
自己とは，特定の発言や行為によって示されるも

のではない。それは半ば偶発的に生じた意味構築の全体から感じ取られる子どもの固有性,「観察者にとって固有の意味を創出する，会話における自己と他者の布置から現れる自己」(presentational self; Komatsu, 2010, p.209) とでもいうべきものである。そして，私たちが通常「自己」という語から思い浮かべる，自分自身に関する内省の結果や安定した自己像といったものともかなり異なっている。

　子どもたちの日常会話の中にみられるナラティヴに着目するとき，こうした多重的な関係においてあらわれる子どもの固有性，それを見出す研究者の視点との不可分性が明確になる。一方,会話自体は一回性が高い現象として捉えられ（＝実験的に繰り返し再現できるものではなく），それを読み取る観察者の主観が排除されない（＝数量的・客観的な指標で表現することは相当困難であり，実際に会話に参加している親子が感じるものと研究者が読み取るものにも違いがある）。こうした考え方は，Ⅱで述べた発達心理学の基本的な観点とは相性が悪い——実際，筆者は学会などでこのアイディアを説明するたび，どう理解したらよいかわからないというような当惑のまなざしを少なからず受けてきた（もしかしたら読者も今まさにそう感じているかもしれない）。

　しかし，この基本的構造は，親子の会話にのみ当てはまるものではなく，ナラティヴ研究全般に多少なりとも当てはまるように思える。たとえば，多くのナラティヴ研究では，語りをその場限りのものとは想定しない。しかし，遠藤（2006, pp.224-225）が「病の語り」を例に指摘したように，調査面接でみられた語り（ナラティヴ）が語り手の「日常の基底に，ある一定の時間幅をもって，確かに横たわっているという保証を得ることは実は相当に難しい」。そして，それを個人が「日常的語りの実践を通して作り上げてきたものと読む」のは研究者の「一つの流儀」である（あえて言いかえるなら「流儀でしかない」）。もちろん，多くの研究は，研究者の理解が語り手の意図とずれる可能性を想定し，それを「修正」しうる

手続きをふんだり，理解の限界を考察に含めたりしている。しかし，少なくない研究で，その「流儀」そのものは問題にせず，むしろ「誤差」をいかに減らすかという発想が働いているのではないだろうか。

V　関係的なナラティヴ理解を深めるために：まとめに代えて

　では,こうした関係的・動的な子どものナラティヴと自己へのアプローチを深め，さらに，他のナラティヴ研究にも積極的につないでいくためにはどのような研究が必要だろうか。それは1つの方向にはまとめ難いが，ここでは，こうした意味構築を導く日常生活の構造を積極的に明確化し，ナラティヴと関連づけていくことを挙げておきたい。つまり，ナラティヴは，独立した個人の中に安定して存在するもの（筆者の研究で言うなら「自己」）を言語化した結果ではなく，生活の構造の中で生み出されるもので，そこから読み取られる個人の「心」もそうした構造と相互に切り離せないという考え方である。

　このスタンスは，そもそも日常の会話の中で私たちは「なぜ」語るのかという問いとも結びついている。この素朴な問いは，おそらくは「自分を語る」ことが，半ば必須の関係的行為とされるだろう米国文化の影響もあってか，発達心理学ではほぼ無視されてきたと思われる。しかし，たとえば本稿で紹介したような親子の会話でのナラティヴの生起は，子どもたちが家庭と保育・教育の場という異質な空間を繰り返し往復する生活構造と結び付いている。そのことで，母親は子どもに問いかけたくなり，子どもも話を聞いてもらう期待をもつのではないだろうか。そのような「再会」が繰り返される中で，ときにここで取り上げたような会話が発生するのであろう。言い換えれば，日常生活の構造とその冗長性——類似するパターンの繰り返しが，前節で意味構築の過程として論じたような相互作用をひきおこすのではないだろうか。

　筆者はこの課題について，文化心理学の記号論

的アプローチをもとに，弁証法的なダイナミクスを統一的な視点として整理を試みた（Komatsu, 2019）。上で挙げたような生活構造の中では，大人・子どもそれぞれが相互に可視−不可視になることを繰り返している。そして，そのような変動は，相互の同一性を揺さぶるものとなる。このような可視−不可視，あるいは同一−非同一といった微妙な緊張関係が，親子が生活上の経験を物語る行為の不可分の動因として機能しているように思われる。その繰り返しのゆらぎの中で，ときに，子どもの自己が明確になったと研究者が理解する意味構築が生じるのではないだろうか。それは，海岸に繰り返し打ち寄せる波の中に，不規則に大きなうねりが生じることに似ているようにも思われる。私たちが，子ども自身の姿が明確に語られた豊かなナラティヴとして認識するものが，そうした大きな波にあたるとすると，それはある構造（海岸とそこでの波の発生）の中で繰り返されるプロセスの中のひとつとして位置づけられるもので，その構造全体とあわせて理解すべきものと考えられるのである。

日夜，臨床実践の現場でナラティヴを通して癒しを目指す実践者にとって，また，人生の深みをナラティヴから読み取ろうとする研究者にとって，これら日常的なナラティヴを分析することの意義は訝しく感じられるかもしれない。しかし，そうした臨床・研究場面のナラティヴも，おそらくはこれらの日常的なやりとりを基礎にしているし，Ⅳで述べたように，両者の構造には類似点も指摘できる。その意味で，ナラティヴ分析の1つのかたちとして読者の参考になればと考える。

追記：本研究はJSPS科研費JP16K04301の助成を受けたものです。

文　　献

遠藤利彦（2006）質的研究と語りをめぐるいくつかの雑感．In：能智正博編：〈語り〉と出会う：質的研究の新たな展開に向けて．ミネルヴァ書房，pp.191-235.

Fivush, R., Haden, C. A., & Reese, E.（2006）Elaborating on elaborations: Role of maternal reminiscing style in cognitive and socioemotional development. Child Development, 77; 1568-1588.

Harré, R., & van Langenhove, L.（1999）The dynamics of social episodes. In: Harré, R. & van Langenhove, L. (Eds.): Positioning Theory: Moral Contexts of Intentional Action. Blackwell, pp.1-13.

小松孝至（2010）ことばの発達と自己．In：秦野悦子編：生きたことばの力とコミュニケーションの回復（子どもへの発達支援のエッセンス1）．金子書房，pp.3-27.

Komatsu, K.（2010）Emergence of young children's presentational self in daily conversation and its semiotic foundation. Human Development, 53; 208-228.

小松孝至（2015）会話と子どもの自己のあらわれ：幼児期の母子の会話の分析から．発達，141; 24-28.

Komatsu, K.（2019）Meaning-Making for Living: The Emergence of the Presentational Self in Children's Everyday Dialogues. Springer International.

Labov, W., & Waletzky, J.（1967）Narrative analysis: Oral versions of personal experience. In: Helm, J. (Ed.): Essays on the Verbal and Visual Arts. University of Washington Press, pp.12-44.

Laible, D. & Panfile, T.（2009）Mother-child reminiscing in the context of secure attachment relationships: Lessons in understanding and coping with negative emotions. In: Quas, J. A. & Fivush, R.(Eds.): Emotion and Memory in Development: Biological, Cognitive, and Social Considerations. Oxford University Press, pp.166-195.

Miller, P. J. et al.(1997)Personal storytelling as a medium of socialization in Chinese and American families. Child Development, 68; 557-568.

氏家達夫（1996）子どもは気まぐれ：ものがたる発達心理学への序章．ミネルヴァ書房.

心の科学とナラティヴ・プラクティス：§4　実証研究におけるナラティヴ

観察と会話におけるナラティヴ

麻生　武*

* 奈良女子大学名誉教授

　子どもの発達を研究する方法の一つに「日誌法」がある。子どもの成長を日誌的に観察し，その記録データをもとに発達を論じる方法である。今日では「日誌法」は，自然科学的な記述法としてではなく，子どもにコミットしながら，その成長や行動の意味を生活文脈で解釈し，子どもの日常世界をより生態学的に妥当な形で記述する方法として用いられている（麻生，2019）。日々の子どもの言動を参与観察し，その事象の意味を解釈的に記述していくのが日誌的観察記録である。それは，見たり聞いたり感じたりした目の前の出来事を，その始まりから終わりまで時間経過に沿って記述するという意味で，ある種のナラティヴであると言ってよいだろう。日誌的観察記録がナラティヴに関連しているのは，それだけではない。多くの場合その記録の中に，子ども自身のナラティヴや，周囲の人々のナラティヴもそこに書き込まれているのである。この小論では，私の日誌的観察記録から，就学前の長男によってなされたナラティヴの一部を紹介し，私たちの獲得しているナラティヴの特性について若干の考察を試みることにしたい。

I　「文字の文化」の中で形成されるナラティヴ

　私たちは，自分の行動や体験だけではなく，他者の行動や体験についても自由に想像し語る力をもっている。そのように語ったり，文字に書いたりする力があることを，私たちはきわめて自然なことと考えている。だが，それは私たちが思って

いるほど自然なことでも普通のことでもない。オング（Ong, 1982［邦訳，1991］）によれば，「文字の文化」と「声の文化」には大きな相違があり，今日の私たちは「文字の」文化にどっぷりとつかってしまっているのである。

　人類史を考えれば，「文字」はたかだか数千年前に誕生したにすぎず，今日でも，地球上で話されている約 3,000 の言語のうち，文字をもっている言語はたった 78 にすぎない。また，西欧文化に大きな影響を与えたホメロスの『イリアス』や『オデュッセイア』などは，紀元前 700 年から 650年にかけて新しく生まれたギリシャ文字に置き換えられたが，その文言は口承文化によって生み出されたものであることが今日明らかになっている（Ong, 1982）。「そもそも精神は，文字をすらすら書きつらねていく才をはじめから備えているわけではない。まず，最初は，声を出して語っている実際の場面を思い浮かべ，自分自身が朗々と発するはずのことばを，なにかの表面に刻みつけるのである」（Ong, 1982［邦訳，1991, p.62］）。オングによれば，英語からこのように（内なる）声を出してから文字に書くという習慣の痕跡がほぼ完全に取り除かれるようになったのは 18 世紀末のロマン主義以降のことだという（同，p.63）。

　私たちは，かつて「声の文化」があったなどとは想像もしない。私たちの周囲には文字で書かれたものがあふれかえっており，自分たちが「文字の文化」の住人であることすら意識せずに生きている。私たちは，早くから絵本などに接し，そし

て学校教育を通じて，文字を読むこや，日記や感想文といった文章を書くことをたたき込まれて育つ。かくして，私たちの多くは書くことを内面化させられている。そして，「書くことを内面化した人は，書くときだけではなく話すときにも，文字に書くように（literately）話す」（Ong, 1982［邦訳，1991, p.123]）ようになるのである。周囲の人たちの多くが「書くことを内面化」したような話し方をすると，それは必然的に「文字を読んだり書いたりできない」人たちにまで深く影響するようになっていく。つまり，子どもの周囲の大人が「書くことを内面化」したような話し方をし続けていると，その影響は確実に子どもたちにも及んでくるのである。

この小論で紹介したいのは，そのことを証拠立てている事例である。読書に親しんでいる両親に育てられた5歳の子どもが，あたかも文字で書かれた絵本を読んで聞かせるように，2歳の弟に即興で長い「お話し」をしたのである。しかも，その5歳の子どもはまだ読み書きがまったくできなかったのだ。

II　ある5歳児が語った「お話し」

その子どもとは，私の長男である。まず，エピソードが観察された状況について簡単に述べておこう。私は子どもにいろいろなことを尋ね，その返答を筆記したり録音したりすることがときどきあった。この日も，子どもたちの自然な会話などを録音した後のことである。録音機を子ども部屋に置いたままにして，5歳8カ月の長男Uと2歳10カ月の次男Yに子ども部屋で遊んでいるように言い，私が書斎で仕事をし始めて10分ほどしたときのことである。次男Yがやって来て，「Uちゃん（兄）がお話しするからとって（※録音して）」と言いに来る。そこで，私は子ども部屋に行き，録音機をセットしすぐに部屋から去る。その後，長男Uは次男Yを相手に自発的に「お話し」し始めたと言うわけである（二人の座っている部屋の床にはブロックなどの玩具が散らばっている）。その後，Uは10分間ほどしゃべり続けている。言う

までもなく，親がそのようにリクエストしたわけではない。以下，（x; y, z）は年齢x歳；y月z日を示す。

〈U（5; 8, 19）の作った「お話し」〉

①昔あるところに海に潜りたいという人がいました。その人が潜水艦を作った初めての人なんですよ。その潜水艦に乗って，その人はずんずん潜っていきました。それで一番深いとこまで潜ったところです。もうこれ以上潜れません。<u>どうしてだろう</u>と，昔の人は考えたんです。<u>潜水艦はどっかで潜れないはずですね</u>。だから，昔の人はそう考えて，<u>スーパー潜水艦を作ろうと思って</u>，何時間もかかってやっと作りあげたんですけど，それがぜんぜんも潜りません。<u>しょうがないどうしようと昔の人は考えました</u>［Y「おかーさんに頼んだや（※ら）？」と声を挟む］。②皆が考えて，<u>海じゃなくてもいいから，空を飛ぼうと思いました</u>。それで空を飛ぶ方法を考えて，何度も何度も初めは失敗しました，ヘリコプターのように何か回し風を切って飛ぶ。それもダメでした。それから後いろいろ，棒をついてピョーンと飛ぶ，それもダメ。だから最後に，羽をつけて飛ぶ，それもダメでした。それで，ながーい間考えて考えて，やっと気がついたんです。そうです。<u>たかーい，たかーい，ハシゴを作り，それに登ってそっから，上から飛べば，飛べるんじゃないかと</u>，それでもそれは難しいことです。ハシゴを作ればどうすればよいでしょうか。ハシゴはそんなに長く作ったって壊れることもあります。それに，どこまで登れるか分かりません。それでみんなとっても困ってしまいました。でも，あきらめませんでした。<u>空を飛べなくて，海が潜れないんだったら，もうしょうがないと思ったのです</u>。これでそれをやりました。すると，あっ飛べたじゃありませんか。③みーんなが軽々浮いています。どこでも浮いています。それにどーんと流れていって，着いたところ，えー，この地図［※床に雑誌があったのか？］で見るとー，北海道でした。日本から北海道まで，ずーっと流れてきたのです。<u>あー，こんな遠くま</u>

で来ちゃったのか（U「はーい。この頁はここです」［※雑誌の頁??］）。そうか，こんなとーくまで来ちゃったんだなーと，皆は思ってあたりを見回すと，ここは北海道じゃありません。日本です。でも，よーく見ると，見ると北海道です。でも，よーく見ないと日本でも，でも，よーく，あいだ［※ママ］になってると，アフリカです。どーなってるのかなー，と昔の人は考えました（U「はーい，一番目はここですね」［※雑誌の頁?］）。それで今来てるとこは，何というと外国，英語をしゃべってるとこなんです。だから（U「ここです，ここ」［※雑誌の頁??］），北海道のような気がしたのはなぜでしょう。長いこと飛んできたので，上から見たのでいろいろなとこが見えて，北海道や日本が見えたのです。はい，日本，はい，北海道，はい，英語と見えたのです。④それで，うぇっ，何じゃらー？　見えたものは大きな森蛇［※雑誌の絵??］でした。でも，蛇があんな大きいわけありませんようねー。それはなんでしょうか。ガシャガシャーン，なんかが崩れてきました。ガシャーンガシャーンガシャーン，またなにかが崩れてきます。ガシャーガシャガシャーン，何かの音に違いありません。ガシャーンガシャーン，何かの音ですよ。それは，なんでしょう，あら？　ブーンと上から何かが落ちてきます。ガシャーンガシャガシャーン，ガシャー何か落ちてきますよ。ガシャーンまた何かが落ちてきました。これは何かに違いないと思って，昔の人はどっかへ行きました。タッカ，タッカ，……タッカ，タッカ，タッカ，今度は何でしょう。何かガシャガシャいっています。ガシャガシャ，ガシャガシャいってるねー。そーいうわけではありません。さっき前の方，なんか襲ってきたような気がしました。ガシャーン，ガヤャガチャーン，どうしたんだろう？　ガチャーン，あーれ？　今度はまた違う音がしました。どうやらさっきのはピアノを誰か（※が）たたいた音なんでした。それでもっと（※鳴ら）しました。昔の人は，この英語の国から出ようと思ったのです。⑤タッカ，タッカ，タッカ，着いたぞ，ここはどこだろうと，思っていると，あら，日

本です。日本に帰ってきたのです。ほんとはすごい探険でした。あーちょうどよく，潜水艦もできています。ほら，空を飛ぶ飛行機もできています。そこで，昔の人はよーやく楽に暮らせるようになりました。おしまい。［※以上カタカナの所は，ブロックを床に落とすなど効果音を作りつつしゃべっている。下線部は主人公の思考や感情を示している表現。］

　Uの話が終わるや，我慢強く聞いていた弟のY（2; 10, 11）は「もーおしまい？　なんでそんな長いの？　にっぽんよ（※の）くに着いたん？」と思わず声を発している。以上のUの「お話し」には，お手本があったわけではない。その場でなされた即興の「お話し」である。

　この「お話し」は大きく分けると５つの小さな物語から成り立っている。①は昔の人が海に潜りたくて潜水艦を作ったが不十分で，そこでがんばってスーパー潜水艦を作ったが，それでも潜れず困ってしまったという「お話し」である。これは起承転結の「起」である。②は海に潜れないのなら空を飛ぼうと考えて，さまざまな失敗をして，最後に高いハシゴの上から飛べばよいと考えつき，失敗してあきらめかけたがついに飛べたという「お話し」である。起承転結の「承」に当たる。③はそのようにして空を飛んだ昔の人が，流され流され，北海道［※Uにとって日本ではない］かと思うと，日本で，日本かと思うとアフリカで，どこにきたのか分からなかったが，英語をしゃべっているところだったという「お話し」である。これも起承転結の「承」の続編に相当する。④大きな森蛇［※何の絵??］のようなものが見える。そこに何かよく分からないものが上から落ちてくる。何かが崩れてくる。何かが襲ってくる。昔の人は英語の国から出ようと思う。これが起承転結の「転」である。⑤そして，急いで逃げてくると，なんと知らぬ間に日本に戻ってこられたのである。そして，昔の人が開発しようとしていた潜水艦や飛行機がすでに完成していて，「昔の人はよーやく楽に暮らせるようになりました」と定型的な台詞で終

結されている。これはまさに起承転結の「結」である。

　Uの「お話し」にはこのように単に「起承転結」の構造があるだけではない。そこには，ブルーナー（Bruner, 1990［1999］）が物語の特性としてあげている，ａ）「物語の時系列性」，ｂ）「事実に基づくかどうかに“無関心なこと”」，ｃ）「逸脱を処理するユニークな方法の存在」（邦訳，p.71）という３つの特徴がすべて存在している。まずａ）「物語の時系列」があることは，全体の構造だけではなく，その部分である①や②を見ても明らかだろう。ｂ）「事実に基づくかどうかに“無関心なこと”」については，「お話し」全体が昔の人が潜水艦や飛行機を作ろうとして苦労をした体験談の形をとっており，この話が「嘘」とも「本当」とも判断のしにくい構造になっていることが理解できるだろう。ｃ）「逸脱を処理するユニークな方法の存在」に関しては，Uの「お話し」は２つの困難に立ち向い解決していることからも明らかだろう。１つは，空を飛ぶという課題を，高いハシゴの上から飛ぶという方法で解決している。もう１つは，どこか分からぬ見知らぬ所から無事に日本に戻ってくるという冒険物語である。

　ブルーナーはさらに，「十全に構成されたストーリーは，行為者，行為，目的，場面，手段の五つ一組のものからできているが，それに加えてトラブルがある（Burke の提言）」（邦訳，p.71）ことを指摘している。Uの「お話し」が，ほぼこの条件を充当していることはこれまでの議論から理解できるだろう。また，ブルーナーは，十全に構成された物語には「二重の景観（dual landscape）」（邦訳, p.72）があると指摘している。つまり物語のなかの事実の経過と，主人公の意識の経過という２つの景観が描かれているというのである。Uの「お話し」で下線を引いたところはすべて，「お話し」の主人公である昔の人が考えたり，感じたことが語られている。主人公の意識が，出来事の叙述と区別され述べられているのである。Uは２つの景観を述べるスキルをすでに身につけていると言える。以上を総合すると，まだ文字も読めず

字も書けない子どもが，かなり完成度の高い「物語」としてのナラティヴを生み出していることがよく分かる。

Ⅲ　即興的な空想の「お話し」を
　　可能にするもの

　この時期のUは，京都市動物園の遊具の飛行機に乗ったことはあるものの，実物の飛行機には一度も乗ったことがなく，それどころか間近に見たことすらなかった。Uの潜水艦や飛行機の知識は，主として絵本や雑誌からのものである。そもそも，「対象」を本に出てくる絵や写真を通じて知るということ自体が「文字の文化」に特有のことである。それが「せんすいかん」であり「ひこうき」であることを子どもに教えたのは，側にいて「文字」の読める大人である。それにしても，そのような「文字」や「絵」といった間接情報で知っただけの「潜水艦」や「飛行機」の起源に関する「話」をまことしやかにでっちあげる精神とは，いかなる精神なのだろうか。

　そのある種の異常さを意識するためには，私たちとまったく異なる生活をしている人々の精神と対比してみる必要がある。アマゾンの奥地にピダハンという総数 400 人を割る少数民族の人たちが住んでいる。彼らは，数や色の名前ももたず，神や創世神話ももたない独特の文化をもっており，何百年にわたり西欧文明に同化されずにいる。ピダハンの人たちは，周囲の身近な誰かが直接に見聞きし体験した話以外にはまったく関心を示さない。彼らはウルトラ現実主義者なのである。精霊や夢をみることは体験としてリアルである。よって，彼らにとってそれらは実在だ。ピダハンにも繰り返して話される「神話」や「物語」は存在する。だが，それらには必ず現存する目撃者が存在している。

　ピダハンが価値をおかないのは，身近な人物が直接に（見聞き）体験したことではない「お話し」だ。ピダハンの行動の原理を，彼らの集落に住み込んだキリスト教の伝道師のエヴェレットは，「直接体験の法則」と名づけている（Everett, 2008［邦

訳, 2012, p.190］）。伝道師であるエヴェレットが，イエス・キリストやパウロの話をいくら説明しても，彼らは「お前は，キリストやパウロに会ったことがあるのか，話を直接に聞いたことがあるのか」と問い，それに対して「昔の人だから，ない」と答えると，彼らはもはやそのような話には関心を示さなくなるのだ。天国の素晴らしさや地獄の恐ろしさを語っても，それらはピダハンにとっては，具体性の欠如した空疎な寝言にすぎない。「声の文化」に属し，「直接体験の法則」に即して生きるピダハンの人々は「経験していない出来事については語らない――遠い過去のことも，未来のことも，あるいは空想の物語も」（邦訳, p.174）語らないのである。ピダハンの視点から見ると，Uのように絵や写真で見ただけの対象に入れ込んで，それらがあたかも昔の人によって作られたかのように，「お話し」を口からでまかせにでっちあげて語ることは，どう考えてもまともな人間のすることではないだろう。悪霊に取り憑かれているのか，あるいは異邦人（ブラジル人や欧米人）のもつ数々の悪習の一つだとみなすに違いない。

「声の文化」の人たち，すなわち無文字社会の人たちが，すべてピダハンのように「遠い過去や，未来や空想の物語」を持たないわけではない。それらをもつ「声の文化」の人たちもいる。しかし，そこでなされる「空想の話」は，Uが即興で生み出した「お話し」とは，かなり質的に異なっているようなのだ。アフリカの無文字社会のモシ族に住み込んで調査した川田の『口頭伝承論』（2001）を紐解いてみよう。アフリカの無文字社会のモシ族の人たちは，ピダハンと違って，口承されてきたさまざまな「お話し」をもっている。しかも，夜みなで集まり，伝承された「おとぎ話」や「古典落語」のような話を，各々が即興的にある程度の変化をつけて再話し楽しむという。そこには，空想や虚構の話を嫌うピダハンのようなかたくなな「直接体験」重視のウルトラ現実主義はない。モシ族の人たちは「お話し」のレパートリーを数多くもっている。例えば，その中の一つ「食べ物を出す鍋」の話であっても，その場，その語り手によ

ってさまざまなバリエーションが生まれる。モシ族の人たちはそれを楽しんでいるようなのである。川田（2001）が比較しているように，それは本当に古典落語に似ているようなのである。古典落語も演じ手によってさまざまなバリエーションが生じる。

しかし，はたして，そこに新作落語のようなものがありえるだろうか。川田の記述からは，その可能性は感じられない。「お話し」を演じ合う「ソレムデ」という会合は，夜の集団の娯楽としてなされている。話し手が，みなが周知の「その話」をアドリブや編集を加えて，話し手がどのような声で演じるかが，聞き手にとっても語り手にとっても重要なのだ。このような「お話し」を昼間にすることはタブーである。つまり「空想話」が許容される状況は日が沈んでからの，みなが集合する場に限られている。しかも，そこでなされる「お話し」には，その原型となるさまざまな「型」のストーリーがすでに用意されているのである。

モシ族以外の多くの無文字社会においても，神話や伝承されたさまざまな「お話し」があったことは確かだろう。それらの「お話し」においても，口承で伝えられていくうちにさまざまな脱落が生じたり，新たな創作が付け加わったことはまずまちがいない（Ong, 1982）。しかし，かといって自由な勝手気ままな創作がなされたわけでは決してない。伝承されている話の内容の大筋は守る必要があった。また，語り方にも，それを声で再演する際に伝承されたある種のリズムや型があっただろう。つまり，場面に合わせてアドリブの加わる虚構の話といえども，それをするにはさまざまな制約があったことはまず間違いない。

人々が「自由に空想した話を述べる」といったことが可能なのだと感じられるようになったのは，おそらく印刷技術が普及し，近現代になり「書きことば」で自由に小説やファンタジーを産出することが可能になってからのことである。クライマックスに向かって一筋のプロットが進むという創造力による小説の型が完成形態になったのは，1841年のエドガー・アラン・ポーの『モルグ街の殺

人』だと言われている（Ong, 1982）。今日，活字の物語の世界では，私たちが直接経験できない話，しかもまったく現実にはありえないような話まで自由に表現されている。今や「ファンタジー」や「SF」というのは，りっぱな「ジャンル」の一つである。創作「絵本」も大きな許容度をもつ「ジャンル」の一つである。「文字の文化」がこのように自由な表現を数多く生み出すようになって，そのおかげで人々は「声」によっても，さまざまな「お話し」を自由に作る力を手に入れられるようになったのだと言えるだろう。

　私と妻は絵本に親しんできたためか，曲がりながらも「お話し」を作ることができた。子どもが幼いときから，絵本なしに動物や息子を主人公にした即興の創作話を息子たちにしてやることがしばしばあった。そのような私たちの「絵本（文字）の文化」のナラティヴが息子に浸透し，長男は驚くほど早くにその力の片鱗を手に入れている。長男のUが初めて「お話し」を作ったのは，1歳11カ月のときである。この日は，私が息子を昼寝させるために添い寝している。「お話し」を私に催促したのかと思ったが，横に寝かしているキューピーに「お話し」をし始めたのである。

〈U（1;11,21）の作った「お話し」〉
　昼寝の時間で私が添い寝してやる。Uと私の間にはキューピー人形が寝かされている。横になるやUは「お話ししゅるどー（ぞー）」と言う。そして自分から「ブーブのお話し」，「赤いブーブ，きいおいブーブ，青いブーブ」と言う（キューピーに「お話し」をしてやっているつもりである）。［※下線部はUの発話]

　「赤い車」も「黄色い車」も「青い車」もすべて，具体的な対象ではない。具体的な文脈から遊離した抽象的な語である。その意味で，それは文字の世界の単語である。Uのナラティヴにはこんなにも早くから，「文字の文化」の烙印が押されていたのである。それは私にも驚きであった。私がこの小論で主張したいことは，文字も読めず字も書けないUが語った「お話し」は，「文字の文化」

に深くコミットしたナラティヴだということである。「声の文化」のナラティヴと，「文字の文化」のナラティヴは，想像を絶するほど異なっている（Ong, 1982）。私たちのナラティヴは，「文字の文化」に深く影響されているのだ。だが，そのことに気づくのは決して簡単なことではない。私たち夫婦は，息子に「子ども」という世界体験の様式（村瀬，1984）をたっぷり味わって欲しいと願っていた。村瀬によれば「子ども」はたやすく「おとな」（ロゴスの世界の住人）になってしまうからである。読み書き教育によって，「文字」を知ることによって，子どもはあっという間に「おとな」になる。私たちはそれを恐れ，長男に読み書きをあえて教えないように心していた。しかし，皮肉なことに，意図せずに私たち自身がなんと「声」を通じて子どもに「文字の文化」を深く伝えていたのである。今日の私たちの「声」は，いつしか知らぬ間に驚くほど色濃く「文字の文化（物語）」に染められてしまっているのである。

文　　献
麻生武　（2019）日誌法（diary method）．In：サトウタツヤ・春日秀朗・神崎真実編：質的研究法マッピング．新曜社，pp.10-15.
Bruner, J. S.（1990）Acts of Meaning. Harvard University Press.（岡本夏木・仲渡一美・吉村啓子訳（1999）意味の復権．ミネヴァ書房.）
Everett, D. L.（2008）Don't Sleep, There Are Snakes. Pantheon Books.（屋代通子訳（2012）ピダハン．みすず書房.）
川田順造（2001）口頭伝承論（上，下）．平凡社ライブラリー.
村瀬学（1984）子ども体験．大和書房.
Ong, W. J.（1982）Orality and Literacy. Methuen.（桜井直文・林正寛・糟屋啓介訳（1991）声の文化と文字の文化．藤原書店.）

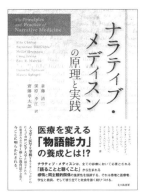

すべての診療科目において必須の「語ることと聴くこと」を医療教育のなかで重要視するナラティブ・メディスン。リタ・シャロンとコロンビア大学のメンバーによって生まれたこの実践の全貌をまとめたものが『ナラティブ・メディスンの原理と実践』（リタ・シャロンら著，斎藤清二ら訳，北大路書房刊）である。文学や哲学，倫理学，創造性，精密読解，質的研究と医療やヘルスケアの関係を語ったものである。近年，医師だけでなく看護やメディカルスタッフ教育へのナラティブ教育は広がっているが，多くの学生にとって，最新の医療科学とナラティブ・メディスンの間には大きな乖離があるだろう。その溝を埋めるためにも必読の1冊である。

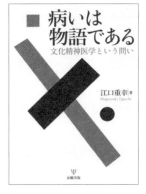

碩学であり，クラインマンの訳者としても名高い江口重幸先生の論文集『病いは物語である——文化精神医学という問い』（金剛出版刊）が刊行した。在野の精神科医でありながら，医療人類学者としても大きな好奇心を持ちながら現代の医療と民族誌を結びつけるのが氏のライフワーク。本書にも精神医学のエッセイ風のものから，古今東西の精神医学の歴史的な文献調査や重厚な哲学的な示唆，いま現在の治療の様子が窺える論文まで含まれ，興味の広さと見識の深さに驚かされるだろう。医療人類学の書としても，精神医療の本としても異色の出来である。本書の内容を簡潔に語ることは難しいが，ただただ多くの方に読んで欲しいと思う。

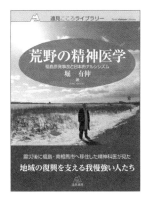

東京で生まれ，東京の大学病院に勤務をしていたする精神科医であった著者が，被災地の復興に加わるべく福島県南相馬市に移住し，日々の活動を通して深めてきた精神医学と日本文化に関する思索，これが本書『荒野の精神医学——福島原発事故と日本的ナルシシズム』（堀　有伸著，遠見書房刊）である。荒野とは，中央から疎外された場所である。精神科病院がそうであり，原発事故のために復興が遅れている地域がそうである。著者は自らその渦中に身を置き，大規模精神病院や福島での経験をもとに日本的ナルシシズムを乗り越えることが真の復興へつながると提言する。荒野に希望は生まれるのか？　荒野で働き続ける精神科医の言葉に耳を傾けてほしい。

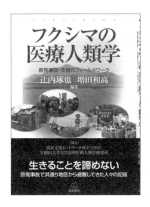

この本は，原発事故で埼玉県に避難してきた人々の記録である。辻内琢也・増田和高編『フクシマの医療人類学——原発事故・支援のフィールドワーク』（遠見書房刊）は，前例のない事態において長く続く厳しい状況を生き抜く人々の記録であり，同時にそうした状況に際して，臨床的アカデミズムがいかにふるまうべきなのかを問いかける記録でもある。辻内らは，事故直後から埼玉県に避難してきた人々とのかかわりを始め，まずは医療者，臨床家として心を配り，その後，長く続く裁判や補償問題にまで携わった。そのかたわら被災者のやりきれない気持ちと怒りと嘆きを受けとめ，多くのインタビューを行ってきた。医療人類学者は，この事故に何を見たのか。フクシマの過去，現在，未来をつづる。

編集後記：

　僭越にも編集の役目を仰せつかり，企画案を遠見書房に伝えたところ，「すごいメンバーですね」と返信を頂いた。その通りだと思う。私自身が，著作や声に接し，これまでに学び，そしてさらに学びたいと願う執筆陣をそろえさせて頂いた。

　ちなみに私はナラティヴ・セラピーの正式な訓練を受けたことはなく，ただその考え方を自身のオーソドックスで折衷的な臨床に取り入れてきたに過ぎない。そのせいか，私の事例報告や発言は，クライエント中心療法的と評されたことがある。また，高齢者のナラティヴをテーマにした発達心理学の研究では，定量的な分析をしたことがある。その研究報告は，エヴィデンス・ベースなナラティヴと評されたこともある。それらが賞賛なのか批判なのかは，よくわからない。

　このように，本誌の編者としては，私の立ち位置は甚だ中途半端である。しかし，こうした立ち位置からは，特定の支援法としてのナラティヴ・プラクティスだけではなく，幅広い支援法に影響を与える，観点としてのナラティヴ・パースペクティヴ，接近法としてのナラティヴ・アプローチの意義が見えるかもしれない。そして，本誌の執筆陣も，ナラティヴという軸足を自省的に相対視している論者や，ナラティヴと一定の間合いを取っている論者だと思う。「わかる人にはわかる」ような内輪の議論ではなく，幅広い議論を本誌が触発できれば幸いである。

（野村晴夫）

【執筆者一覧：50 音順】

（奈良女子大学名誉教授）麻生　武

（駒沢女子大学）綾城初穂

（立教大学）河野哲也

（大阪教育大学）小松孝至

（立命館大学）サトウタツヤ

（大阪教育大学）白井利明

（青山学院大学）高木光太郎

（高千穂大学）徳田治子

（立命館大学）仲真紀子

（東京大学）能智正博

（大阪大学）野村晴夫 *

（奈良女子大学名誉教授／立命館大学）浜田寿美男

（立命館大学）森岡正芳

* 編者

※本誌では皆様の「声」を求めています。本誌がカバーしたいと考える「ナラティヴ」と「ケア」の分野は，さまざまなフィールドを架橋する分野ですが，そのために，研究報告や実践報告として既存の学術雑誌などには掲載が難しい場合もあるかと思います。皆様の臨床や実践の成果をぜひともご投稿ください。詳しくは，小社編集室までお気軽にお問い合わせください。

N：ナラティヴとケア　第 11 号
心の科学とナラティヴ・プラクティス

2020 年 1 月 30 日　発行

定価（本体 1,800 円＋税）

編　者　野村晴夫（のむらはるお）
発行人　山内俊介
発行所　遠見書房

tomi shobo 遠見書房

〒 181-0002 東京都三鷹市牟礼 6-24-12 三鷹ナショナルコート 004
tel 050-3735-8185/fax 050-3488-3894
http://tomishobo.com　tomi@tomishobo.com（編集室）
郵便振替　00120-4-585728

発行・年 1 回（1 月）

ISBN978-4-86616-103-7　C3047　©Tomishobo, Inc. 2020　Printed in Japan

N:ナラティヴとケア

定価 1,800 円＋税
毎号約 100 頁
年 1 回（1 月）発行

Japanese Journal of N: Narrative and Care

次号予告（2021 年 1 月・刊行予定）

特集：ナラティヴと医療（仮題）

（編集：立命館大学教授　斎藤清二）

★医療現場のナラティブ・ターンから 20 年。2020 年代の医療とナラティブは何処へ

バックナンバー

定期購読のご案内

ぜひ定期でのご購読をお願いいたします。定期購読には，1）遠見書房からの直接発送による定期購読と，2）書店経由の定期購読があります。

1）を選ばれた方は，遠見書房宛にメール（tomi@tomishobo.com）もしくは FAX（050-3488-3894）等で「送り先（〒），お名前，電話番号，N:ナラティヴとケア定期購読希望（希望号数も忘れずに）」と書いてお送りください。2）をご希望の方は，最寄の書店にご連絡いただければ，定期的に取り寄せが可能になります（定期台帳は小社が管理しております）。

読んでわかる やって身につく
解決志向リハーサルブック
面接と対人援助の技術・基礎から上級まで
　　　　龍島秀広・阿部幸弘・相場幸子ほか著
解決志向アプローチの「超」入門書。わかりやすい解説＋盛り沢山のやってみる系ワークで，1人でも2人でも複数でもリハーサルできる！ 2,200円，四六並

対象関係論の源流
フェアベーン主要論文集
　　　　W・R・D・フェアベーン著
　　　　相田信男監修／栗原和彦訳
「対象関係論」という言葉を初めて用い，フロイト以後の精神分析学の理論的な整備と発展に大きく寄与した独創的な臨床家の主要論文集。5,000円，A5並

治療者としてのあり方をめぐって
土居健郎が語る心の臨床家像
　　　　土居健郎・小倉　清著
土居健郎と，その弟子であり児童精神医学の大家 小倉による魅力に満ちた対談集。精神医学が生きる道はどこなのか？〈遠見こころライブラリー〉のために復刊。2,000円，四六並

武術家、身・心・霊を行ず
ユング心理学からみた極限体験・殺傷の中の救済
　　　　老松克博著
武術家として高名な老body師範から，数十年にわたる修行の過程を克明に綴った記録を託された深層心理学者。その神秘の行体験をどう読み解き，そこに何を見るのか。1,800円，四六並

催眠トランス空間論と心理療法
セラピストの職人技を学ぶ
　　　　松木　繁編著
「催眠」を利用する催眠療法や壺イメージ療法，自律訓練法，そこから派生した動作法，家族療法，フォーカシングなどの職人芸から，トランスと心理療法の新しい形を考える。3,200円，A5並

金平糖：自閉症納言のデコボコ人生論
　　　　森口奈緒美著
高機能自閉症として生きる悩みや想いを存分に描き各界に衝撃を与えた自伝『変光星』『平行線』の森口さんが，鋭い視点とユーモアたっぷりに定型発達社会に物申す！　当事者エッセイの真骨頂，ここに刊行。1,700円，四六並

[新版] 周産期のこころのケア
親と子の出会いとメンタルヘルス
　　　　永田雅子著
望まれぬ妊娠，不仲，分娩異常，不妊治療の末の妊娠，早産，死産，障害のある子を産むこと——周産期心理臨床に長年携わってきた臨床心理士によって書かれた待望の入門書。2,000円，四六並

産業・組織カウンセリング実践の手引き
基礎から応用への全7章
　　　　三浦由美子・磯崎富士雄・斎藤壮士著
3人のベテラン産業心理臨床家がコンパクトにまとめた必読の1冊。いかに産業臨床の現場で，クライエントを助け，企業や組織のニーズを汲み，治療チームに貢献するかを説く。2,200円，A5並

無意識に届く
コミュニケーション・ツールを使う
催眠とイメージの心理臨床　松木 繁著
松木メソッドを知っているか？ 催眠を知らなければすべての心理療法がうまくなる。トランス空間を活かした催眠療法とイメージ療法の神髄を描く。附録に催眠マニュアルも収録。2,600円，A5並

発達臨床心理学
脳・心・社会からの子どもの理解と支援
　　　　谷口　清著
長く自閉症者の脳機能研究や学校相談に携わってきた著者による発達臨床心理学の入門書。生物・心理・社会の視点から子どもの発達と困難を明らかにし，その支援のあり方を探る。2,800円，A5並

やさしいトランス療法
　　　　中島　央著
トランスを活かせば臨床はうまくなる！著者は，催眠療法家としても日本有数の精神科医で，催眠よりやさしく臨床面接でトランスを使えるアプローチを生み出しました。日常臨床でつかうコツとプロセスを丹念に紹介。2,200円，四六並

公認心理師の基礎と実践 全23巻
　　　　野島一彦・繁桝算男 監修
公認心理師養成カリキュラム23単位のコンセプトを醸成したテキスト・シリーズ。本邦心理学界の最高の研究者・実践家が執筆。①公認心理師の職責～㉓関係行政論 まで心理職に必須の知識が身に着く。各2,000円～2,800円，A5並

クラスで使える！　　　　（CD-ROM つき）
アサーション授業プログラム
『自分にも相手にもやさしくなれるコミュニケーション力を高めよう』
　　　　竹田伸也・松尾理沙・大塚美菜子著
プレゼンソフト対応の付録CD-ROMと簡単手引きでだれでもアサーション・トレーニングが出来る！ 2,600円，A5並

イライラに困っている子どものための
アンガーマネジメント　スタートブック
教師・SCが活用する「怒り」のコントロール術
　　　　佐藤恵子著
イライラが多い子は問題を起こすたびに叱責され，自尊心を失う負のスパイラルに陥りがち。本書は精力的に活動をする著者による1冊。2,000円，A5並

誘発線描画法実施マニュアル
　　　　寺沢英理子・伊集院清一著
ワルテッグテストをヒントに開発された本法は，投映法的なアセスメント＋構成的な心理療法としても活用できるアプローチ。本書は詳細な手引きです。別売で，実際に使う用紙セット「誘発線描画法用紙」もあります。2,000円，B6並

なんでもやってみようと生きてきた
ダウン症がある僕が伝えたいこと
　　　　（ダウン症当事者）南正一郎著
南正一郎，46歳。小中学校は普通学級に通い，高校は養護学校を卒業。中学時代から始めた空手は黒帯で，子どもたちへの指導も行う。ダウン症をもつ，フツーの青年の半生記。1,500円，四六並

DVDでわかる家族面接のコツ①〜③
　　　　東　豊著
①夫婦面接編（解説：坂本真佐哉），②家族合同面接編（解説：児島達美），③P循環・N循環編（黒沢幸子，森俊夫）。初回と2回めの面接を収録したDVDと詳細な解説。天才セラピストによる面接の極意。各6,600円，A5並

場面緘黙の子どものアセスメントと支援
心理師・教師・保護者のためのガイドブック
　　　　エイミー・コトルバ著／丹 明彦監訳
学校や専門家，保護者たちのための場面緘黙を確実に治療できる方法はもちろん，支援の場で実際に利用できるツールも掲載。全米で活躍する著者による緘黙支援ガイドブック！ 2,800円，A5並

新刊案内のメールマガジン配信中です。mailmagazine@tomishobo.com まで空メールをお送りください

遠見書房　　〒 181-0002 東京都三鷹市牟礼 6-24-12
三鷹ナショナルコート 004
tel 050-3735-8185/fax 050-3488-3894
tomi@tomishobo.com　※定価は税別
http://tomishobo.com